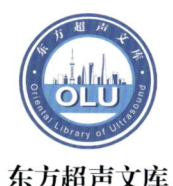

东方超声文库

名誉主编
赵玉沛

主 编
董 怡 楼文晖 龚 伟

胰腺肿瘤超声造影

Contrast Enhanced Ultrasound of
Pancreatic Tumor

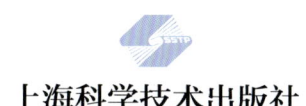

上海科学技术出版社

图书在版编目（CIP）数据

胰腺肿瘤超声造影 / 董怡，楼文晖，龚伟主编.
上海 : 上海科学技术出版社, 2025. 6. -- （东方超声文库）. -- ISBN 978-7-5478-7101-0

Ⅰ. R735.9

中国国家版本馆CIP数据核字第202599XH94号

胰腺肿瘤超声造影
名誉主编　赵玉沛
主　　编　董　怡　楼文晖　龚　伟

上海世纪出版（集团）有限公司　出版、发行
上　海　科　学　技　术　出　版　社
（上海市闵行区号景路159弄A座9F-10F）
邮政编码 201101　www.sstp.cn
山东韵杰文化科技有限公司印刷
开本 787×1092　1/16　印张 10
字数：220 千字
2025 年 6 月第 1 版　2025 年 6 月第 1 次印刷
ISBN 978-7-5478-7101-0/R·3234
定价：118.00 元

本书如有缺页、错装或坏损等严重质量问题，
请向承印厂联系调换

内容提要

本书是"东方超声文库"系列之一,介绍了超声造影剂和实时超声造影技术在胰腺肿瘤诊疗中的最新应用。内容包括胰腺肿瘤的超声造影表现特点、诊断要点,超声造影在随访胰腺癌非手术治疗、预测胰腺切除术后并发胰瘘、胰腺癌微创介入治疗中的应用;此外,通过与胰腺肿瘤的CT、MRI等影像学表现的对比,读者可对超声造影检查技术有更全面的认识。

本书可为从事胰腺肿瘤诊断和治疗的各级超声科医师提供参考。

编者名单

名誉主编
赵玉沛

主　编
董　怡　楼文晖　龚　伟

副主编
王文平　刘凌晓　段友容

编　者
（按姓氏拼音排序）

曹佳颖	上海交通大学医学院附属新华医院超声科
程　娟	上海交通大学医学院附属新华医院超声科
程　睿	上海交通大学医学院附属新华医院超声科
董　怡	上海交通大学医学院附属新华医院超声科
段友容	上海市肿瘤研究所
龚　伟	上海交通大学医学院附属新华医院普外科
黄韵琳	上海交通大学医学院附属新华医院超声科
蒋　珺	上海交通大学医学院附属新华医院超声科
刘凌晓	复旦大学附属中山医院介入治疗科
楼文晖	复旦大学附属中山医院胰腺外科
卢秀云	上海交通大学医学院附属新华医院超声科
邱艺杰	上海交通大学医学院附属新华医院超声科

王　琪	华东理工大学
王　颖	上海交通大学医学院附属新华医院超声科
王诗雯	上海交通大学医学院附属新华医院超声科
王文平	复旦大学附属中山医院超声科
魏　丽	上海交通大学医学院附属新华医院超声科
徐新量	上海交通大学医学院附属新华医院超声科
杨道辉	复旦大学附属中山医院超声科
杨自逸	上海交通大学医学院附属新华医院普外科
于凌云	复旦大学附属中山医院超声科
张　磊	复旦大学附属中山医院胰腺外科
左　丹	复旦大学附属中山医院超声科

序

众所周知，胰腺肿瘤恶性程度高，其发病率在国内外呈明显上升趋势。医学影像技术的发展为早期发现和诊断胰腺肿瘤提供了有效手段。超声技术因具有简便、有效、无创的优点，已成为胰腺肿瘤检查的首选方法。但是，常规超声检查技术仍存在某些不足，使部分患者仍不能得到早期诊断。近年来，超声成像技术已从常规开展的灰阶超声及彩色多普勒超声，发展到介入性超声和超声造影等，而超声造影已被国内外学者公认为是继前两者后的第三次超声革命。随着超声造影在临床上应用的逐渐开展，其在胰腺肿瘤诊断和治疗方面显示出强有力的应用潜力。超声剪切波弹性成像、超声造影定量分析技术的出现，结合超声成像本身无创、无辐射且实时成像的优势，不但提高了胰腺肿瘤定性诊断的准确性，而且能实时、动态反映胰腺肿瘤内部微循环血流灌注的改变，对推动超声技术临床应用的发展具有积极意义。

本书向读者展示了超声造影剂和实时超声造影技术在胰腺肿瘤诊疗领域的最新应用。不仅能让读者了解胰腺肿瘤的超声造影表现特点、临床诊断思维和诊断要点，而且通过与胰腺肿瘤 CT、MRI 等影像学表现的对比，让读者对超声造影检查技术有更全面的认识，从而推动该技术在临床上的广泛应用。难能可贵的是，书中所用的病例及图像均来自编者在实际工作中所收集的资料。由于目前专门介绍胰腺肿瘤超声造影技术的图书仍较少，而随着超声造影技术的迅速发展，其在临床上的开展和运用越来越广泛，临床医生急需这方面的知识和经验，因此，本书的出版将会满足相关专业临床医生的信息需求。

用书之智，不在书中，而在书外。相信本书对临床各级超声科医师会有所启发，也期待读者发扬学术争鸣的精神，在了解该书中内容和知识脉络的基础上更进一步，达到见微以知萌、见端以知末的境界。

中国科学院院士

北京协和医院名誉院长

2024年12月

前 言

多模态超声新技术，尤其是低机械指数下实时动态超声造影技术的出现，就像一束洞察的光芒，划破黑暗，带来了对临床影像学精准诊疗的新希望。其不仅提高了超声对胰腺肿瘤诊断的准确性，而且能反映胰腺肿瘤内部微循环血流灌注的改变，可以有效评估胰腺肿瘤微创治疗后的血供变化，极大地推动了临床胰腺肿瘤诊治技术的发展。

世间术业有几何，至精首善为医者。复旦大学附属中山医院与上海交通大学医学院附属新华医院拥有国内领先的胰腺外科和超声科，经过多年的临床积累和研究，在胰腺疾病超声造影诊断方面积累了丰富的临床实践经验和大量的影像资料。本书是我们编撰的"东方超声文库"系列图书中的第二部，收录了编者在临床实际工作中遇到的典型病例，展示了超声造影技术的发展及其在胰腺肿瘤诊治中的应用成果。本书内容翔实，图片精美，从因求果，由果寻因，举一反三，助力临床工作中胰腺肿瘤的精准诊断和无创随访，这便是此书出版的最终目的，更是本书的应用价值所在。

医者如光，虽微致远。希望本书的出版能对同行有所启发。医之大德，予我慈怀，心有所信，方能行远。期待读者在本书的基础上，以至诚至暖的医者情怀，用永不停歇的脚步，稳健前行，更好地践行医者的初心梦想。

编者
2024 年 12 月

目 录

第一章
概述 ... 1

第二章
常见胰腺恶性肿瘤的超声造影表现 ... 5
第一节·胰腺导管腺癌 ... 5
第二节·胰腺腺泡细胞癌 ... 20
第三节·胰腺转移癌 ... 24
第四节·胰腺淋巴瘤 ... 32
第五节·儿童胰腺母细胞瘤 ... 43

第三章
常见胰腺良性肿瘤的超声造影表现 ... 47
第一节·胰腺导管内乳头状黏液性肿瘤 ... 47
第二节·胰腺浆液性囊性肿瘤 ... 58
第三节·胰腺黏液性囊性肿瘤 ... 69
第四节·胰腺神经内分泌肿瘤 ... 79
第五节·胰腺实性假乳头状瘤 ... 90

第四章
动态超声造影定量分析技术在胰腺癌非手术治疗疗效随访中的应用 ... 105
第一节·胰腺癌放化疗联合治疗疗效随访 ... 105

第二节·胰腺癌高强度聚焦超声治疗疗效随访 　　121

第五章
超声剪切波弹性成像技术在预测胰腺切除术后并发胰瘘中的应用 　　129

第六章
术中超声在胰腺外科中的应用 　　133

第七章
超声造影在胰腺癌微创介入治疗中的应用 　　139

第一章
概 述

一、胰腺解剖结构

成人胰腺为腹后壁狭长的腺体,长12~20 cm,位置较深,在胃的后方,相当于第1、2腰椎水平,在十二指肠降部和脾门间横位于腹后壁。胰腺可分为胰头、胰颈、胰体、胰尾四个部分。胰腺无真正的包膜,周边仅有纤细的纤维组织包绕。其解剖结构参见图1-1、图1-2。

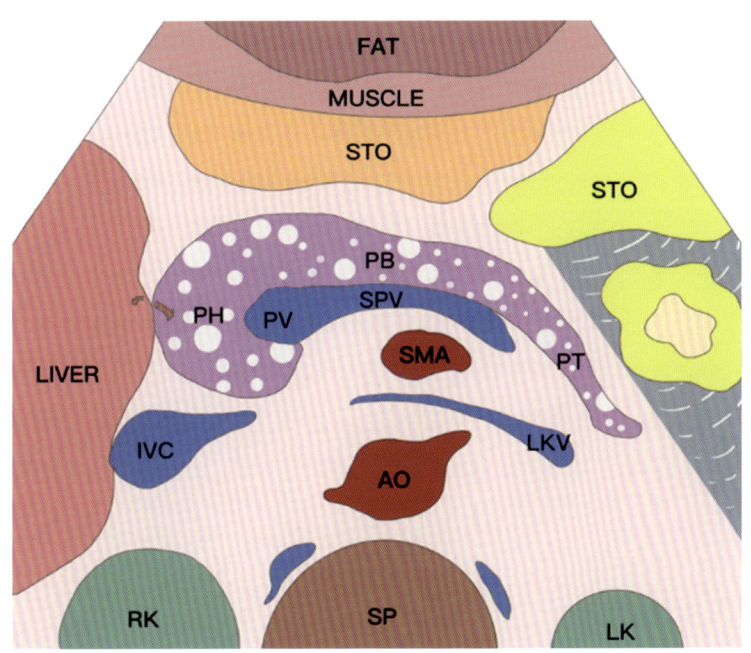

图1-1 胰腺横切面解剖结构示意图
AO:腹主动脉;FAT:脂肪;IVC:下腔静脉;LIVER:肝脏;LK:左肾;LKV:左肾静脉;MUSCLE:肌层;PB:胰体;PH:胰头;PT:胰尾;PV:门静脉;RK:右肾;SMA:肠系膜上动脉;SP:脊柱;SPV:脾静脉;STO:胃

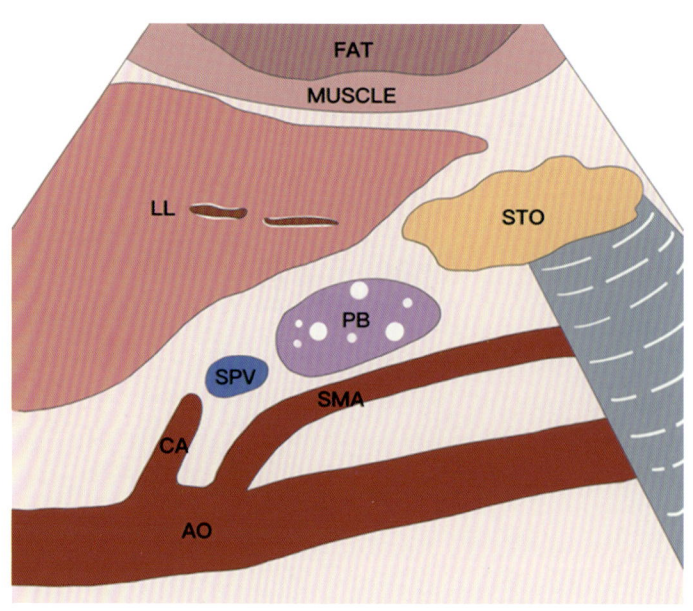

图 1-2　胰腺纵切面解剖结构示意图

AO：腹主动脉；CA：腹腔动脉干；FAT：脂肪；LL：肝左外叶；MUSCLE：肌肉；PB：胰体；SMA：肠系膜上动脉；SPV：脾静脉；STO：胃

胰头位于脊柱右侧，第2腰椎水平的十二指肠"C字形"弯曲内；胰头是胰腺右侧端最宽大的部分，上面与胃网膜孔和小网膜囊相邻。胰头后面与下腔静脉相邻。胆总管末段穿行于胰头的后上部分，终止于十二指肠的Vater壶腹。

胰颈部为位于胰头与胰体之间的狭窄部分。它位于小网膜囊后的后腹膜内，长约2 cm，肠系膜上静脉穿行于胰颈后部的浅沟内，并与脾静脉汇合成门静脉主干。

胰体位于主动脉前、小网膜囊后，其前面隔网膜与胃窦和胃体相邻，后面无腹膜覆盖，由右向左直接与腹主动脉、肠系膜上动脉起始部、左肾上腺以及左肾血管相邻。脾静脉位于上述诸结构与胰腺之间。胰体的中线部分位于第1、第2腰椎椎体的前方。

胰腺在小网膜囊后的后腹膜中间向左走行，逐渐形成胰尾。胰尾位于脊柱左侧第1腰椎椎体至第12胸椎的水平。十二指肠降部和横部紧紧围绕胰头。脾动脉在胰体尾上方，脾静脉在胰尾的后方，左肾静脉在胰体尾下方穿行。胰尾大多可达脾门，也可距脾脏数厘米。

主胰管在胰腺实质内，自胰尾沿胰腺的长轴走行至胰头，沿途汇集各小叶导管，最后于十二指肠壁处与胆总管汇合形成Vater壶腹，共同开口于十二指肠大乳头。主胰管直径≤2 mm，胰头部最宽。

二、超声造影概述

超声造影是通过超声造影剂增强血液的散射信号强度，可以显示血液的存在，增强血管与周围组织之间的对比，达到对某些疾病鉴别诊断的目的[1]。目前临床适用于胰腺超声造影

(contrast-enhanced ultrasound，CEUS）的造影剂为SonoVue（Bracco，Milan，Italy），其主要成分为磷脂包裹的六氟化硫微泡，直径为1.5~2.5 μm。SonoVue是纯血池的超声造影剂，无法穿过毛细血管，最终通过呼吸排出体外[2]。CEUS能敏感显示病灶内部及病灶周边的血流信号，能直接显示病灶内部微循环灌注情况[3]。

三、胰腺超声造影检查流程

1. 检查前准备

检查前一晚吃清淡少渣食物，禁食易产气食物，如豆类、奶类等。检查前禁食至少8 h，检查应在空腹状态下进行。胰腺位于消化道后方，空腹可尽量避免肠气的干扰。对胰腺显示不佳的患者，可嘱其饮水500~800 mL后检查，以改善超声显像效果。

2. 常规超声检查流程

胰腺位置较深，一般使用凸阵探头（2~5 MHz）进行扫查，检查过程中，患者常用体位为仰卧位，患者深吸气，使横膈向下，通过下移的左肝作为透声窗扫查胰腺。首先用超声探头进行横切扫查，主要标志为胰腺后方的脾静脉长轴。主要观察胰腺实质回声、边缘、大小、有无异常占位、有无胰管扩张。其次为矢状切面，包括经胰头矢状切面、经胰颈矢状切面、经胰尾矢状切面。矢状切面是判断胰腺肿瘤有无侵犯周围大血管的重要切面[4, 5]。对于胃肠气体较多的患者，应首先确定脾静脉的位置，然后在脾静脉的上方寻找胰腺长轴，在这个区域内连续多切面扫查，可以看到胰腺位于脾静脉的上方[6]。

3. 超声造影检查流程

CEUS凭借其操作简单、无肾毒性、可重复多次检查，以及实时、动态观察胰腺肿瘤微血管灌注等优势，已成为一种无创、有效的诊断与鉴别诊断胰腺病变的方法[7, 8]。胰腺CEUS检查时患者体位与常规超声检查相同，在上腹部进行横切面和纵切面的平行序贯扫查，以脾脏作为透声窗也可以显示胰尾。常规超声发现胰腺占位后，将超声探头保持在能清晰显示完整病灶的切面，切换至CEUS模式，注射造影剂后，连续观察病灶至少2 min，记录并保存病灶动脉期的增强方式和增强强度、静脉期和延迟期的回声特征[9]。在延迟期时，可以扫查肝脏，观察是否存在潜在的转移病灶。若延迟期检测到新病灶，可再次注射超声造影剂对肝脏转移病灶进行观察及诊断[10]。

四、总结和展望

超声检查是胰腺疾病常用的检查方式，超声造影在胰腺病灶的诊断、治疗及疗效随访中发挥了重要作用。随着超声造影技术及靶向造影的发展，胰腺超声造影未来能在胰腺病灶的诊治领域发挥更大的价值。

（董怡　王文平）

参考文献

[1] Chong W K, Papadopoulou V, Dayton P A. Imaging with ultrasound contrast agents: current status and future[J]. Abdom Radiol (NY), 2018, 43(4):762-772.

[2] Dietrich C F, Nolsoe C P, Barr R G, et al. Guidelines and good clinical practice recommendations for contrast enhanced ultrasound (CEUS) in the liver-Update 2020-WFUMB in cooperation with EFSUMB, AFSUMB, AIUM, and FLAUS[J]. Ultraschall Med, 2020, 41(5):562-585.

[3] Kotopoulis S, Popa M, Mayoral Safont M, et.al. SonoVue® vs. Sonazoid™ vs. Optison™: which bubble is best for low-intensity sonoporation of pancreatic ductal adenocarcinoma?[J]. Pharmaceutics, 2022, 14(1):98.

[4] 于凌云, 张琪, 杨道辉, 等. 超声造影在胰腺浆液性肿瘤诊断中的临床应用[J]. 中华超声影像学杂志, 2019, 28(5):429-433.

[5] 张琪, 杨道辉, 于凌云, 等. 超声造影在诊断肿块型自身免疫性胰腺炎中的临床价值[J]. 中国超声医学杂志, 2019, 35(1):35-38.

[6] 徐伟立, 王燕, 李索林, 等. 彩色多普勒血流显像在脾血管应用解剖中的意义[J]. 中国超声医学杂志, 2007, (12):930-932.

[7] Piscaglia F, Bolondi L. The safety of Sonovue in abdominal applications: retrospective analysis of 23188 investigations[J]. Ultrasound Med Biol, 2006, 32(9):1369-1375.

[8] D'Onofrio M, Canestrini S, De Robertis R, et al. CEUS of the pancreas: still research or the standard of care[J]. Eur J Radiol, 2015, 84(9):1644-1649.

[9] Claudon M, Cosgrove D, Albrecht T, et al. Guidelines and good clinical practice recommendations for contrast enhanced ultrasound (CEUS)-update 2008[J]. Ultraschall Med, 2008, 29(1):28-44.

[10] 张继成, 赵过超, 姚秀忠, 等. 胰腺神经内分泌肿瘤伴肝转移的多学科团队协作诊治一例[J]. 上海医学, 2021, 44(8):606-610.

第二章
常见胰腺恶性肿瘤的超声造影表现

第一节 · 胰腺导管腺癌

胰腺癌是所有常见的恶性实体肿瘤中预后最差的肿瘤，其5年总生存率仅约10%。目前已经超过乳腺癌，成为因癌症死亡的第三大原因[1]。其中，大约95%的胰腺癌是外分泌细胞肿瘤，最常见的是胰腺导管腺癌（pancreatic ductal adenocarcinoma，PDAC）。多发于40岁以上，男性多见。PDAC主要发生于胰头部，占3/4，胰体、胰尾部约占1/4。PDAC具有侵袭性生物学特征，常会发生早期转移。超过50%的患者就诊时存在远处转移，且大多数接受切除的患者会在手术后4年内出现转移。

肿瘤标志物糖类抗原19-9（carbohydrate antigen，CA19-9）经常用于PDAC的检查。血清CA19-9水平与肿瘤大小以及CA19-9升高的程度与预后密切相关。目前PDAC的治疗主要包括手术完全切除和辅助治疗（化疗、放疗、放化疗、高强度聚集超声治疗等）。但是只有15%~20%的患者能够手术完全切除病灶，其余患者都只能接受新辅助治疗再结合手术治疗，PDAC对许多抗肿瘤治疗表现出耐药性，即使采用最有效的全身药物治疗和放疗，进展也很快，预后较差。

一、病理表现

在组织学水平上，PDAC被认为是一种由不同变体（例如：髓样癌、腺鳞癌）组成的异质性疾病，根据PDAC的肿瘤特征及微环境基因表达模式，可以分为5种亚型，包括：纯基底型、基质激活型、纤维增生型、经典型和免疫经典型。

1. 大体观

早期胰腺癌体积较小，肉眼较难发现；癌肿体积较大时，常突出胰腺表面或浸润全部胰腺组织，癌肿与周围正常组织常无明显分界，其内可有出血、坏死，形成不规则囊样间隙；胰管可因癌肿阻塞扩张、扭曲或狭窄；胰管受阻还可以使胰腺组织萎缩和纤维化。

2. 显微镜下表现

PDAC起源于胰腺导管上皮。Schlitter等人创建了全面的病理分类，其中51%的肿瘤根据传统的病理分类是相同的[2]。他们还鉴定了组合表型，在超过30%的肿瘤区域中存在不同的组织学特征，即筛状、回旋状、透明细胞、乳头状、微乳头状或复合体。最后，他们观察到了没有经典特征的变异，即胶体癌、腺鳞癌和乳头状癌。他们还将髓样癌和管状癌作为罕见的PDAC变异。

二、临床表现

胰腺癌可发生在胰腺的任何部位，但胰头癌发病率最高。胰腺癌临床表现的严重程度主要与癌肿发生的部位、病程长短以及肿瘤生长速度有关。早期症状不典型，中晚期出现的较显著症状有黄疸、腹痛和腰背痛、发热、进行性乏力、消瘦、体重减轻等。胰头癌由于易阻塞胆总管而引起黄疸，症状出现较早。胰体癌和胰尾癌症状出现较晚，发现时一般已属中晚期。胰腺癌可局部直接延伸或通过血行、淋巴转移。胰头癌常直接侵犯胆总管、十二指肠；胰体癌常直接侵犯腹腔干、肠系膜上动脉起始部；胰尾癌常侵犯脾门。胰头癌易侵犯肠系膜上静脉或门静脉汇合部，胰体尾癌易侵犯脾静脉，再经门静脉转移到肝脏。胰腺癌经淋巴常转移至胰周及后腹膜淋巴结。

三、影像学表现

（一）超声表现

1. 常规超声

小的PDAC（直径≤2 cm）多呈圆形或近圆形，内部多呈低回声，胰腺形态大小无明显变化。癌肿体积增大时，表现为癌肿所在部位胰腺局限性肿大，呈结节状、团块状、分叶状或不规则状，边界不清，边缘可见浸润现象，呈蟹足样生长。癌肿内部多数呈低回声，也可表现为高回声和混合回声。肿块后方常见衰减现象，小的肿块多无衰减。常见肿瘤压迫管道征象，胰头癌常见胆管扩张、胰管扩张。

2. 彩色多普勒血流成像（color Doppler flow imaging，CDFI）

多数PDAC病灶本身缺乏血供，表现为癌肿内无明显血流信号。胰周可出现周围血管受压移位、走行异常及管腔内血流紊乱、局部狭窄等改变，或血管受压绕行的彩色血流环。

3. 超声弹性成像

PDAC组织僵硬，弹性及顺应性均差，其弹性影像常以绿色为主。PDAC的硬度常高于其他胰腺占位，如胰腺实性假乳头状瘤等。然而，当癌组织内存在纤维化及局部的坏死或液化时组织质地较软，故影像呈现绿色与其他颜色相混杂的特征。

4. 超声造影

由于病灶常常发生纤维化，故PDAC是乏血供的病灶。PDAC超声造影表现不一，可表现为造影剂"快进快退"改变，也可呈造影剂"充盈缺损"改变。因此，在动脉期PDAC常呈低增强表现，而在静脉期和延迟期病灶也可呈低增强表现。

此外，超声造影定量分析也可以辅助临床进行胰腺占位的精准鉴别诊断，比如鉴别诊断自身免疫性胰腺炎和PDAC[3]。在PDAC的放化疗疗效随访方面，超声造影定量分析也在其中起到重要作用，详见第四章"动态超声造影定量分析技术在胰腺癌非手术治疗疗效随访中的应用"[4, 5]。

（二）CT表现

1. CT平扫

胰腺局部增大并肿块形成是胰腺癌主要和直接的表现。计算机断层扫描（computed tomography，CT）下，肿块常与正常胰腺呈等密度，如肿瘤较大，其内发生液化、坏死，则在肿瘤内可见不规则的低密度区。胰头癌常可见到胰头部增大而胰体尾部萎缩的表现，且出现胰管阻塞、肿瘤远端的主胰管扩张，甚至形成潴留性囊肿。胰头癌常早期侵犯胆总管下端引起胆总管阻塞，致梗阻性黄疸。梗阻近端胆总管、胆囊及肝内胆管均见扩张（双管征）。肿瘤可能会侵犯胰腺周围血管、周围脏器，甚至发生远处肝脏转移。

2. 增强CT（CE-CT）

胰腺癌为少血供肿瘤，增强扫描时病灶密度增加不明显，而周围正常胰腺组织强化明显，使病灶显示得更清楚。在CE-CT下，肿瘤侵犯胰腺周围血管的程度更加清晰，即侵犯与胰腺毗邻关系密切的大血管（如肠系膜上动脉、肠系膜上静脉、脾动脉、脾静脉、下腔静脉、门静脉、腹腔干及腹主动脉）。

（三）MRI表现

1. MRI平扫

磁共振成像（magnetic resonance imaging，MRI）的表现在横断面所见与CT相同。肿瘤在T1WI上呈低或等信号，在T2WI上呈稍高信号。由于肿瘤液化、出血、坏死，其在T2WI上可表现为混杂不均匀信号。除能横断面成像外，还可行磁共振胆胰管成像（magnetic resonance cholangiopancreatography，MRCP）检查，有其独特的价值。MRCP可以清楚地显示梗阻扩张的胰管和胆管，其梗阻末端呈喙突状。如见到胆、胰管同时受累，则对于胰头癌的诊断很有意义。

2. 增强MRI（CE-MRI）

CE-MRI的肿瘤表现与CE-CT相似，增强扫描时病灶信号增加不明显，信号强度低于周围正常胰腺组织。由于MRI的分辨率优势，CE-MRI下，可以更清晰地看到病灶周围的软组织及血管的侵犯情况。

典型病例

病例 ❶

[病史]

患者,男性,71岁。患者小便颜色加深1个半月余,无瘙痒、恶心、呕吐、畏寒、发热、呕血、黑便、食欲减退等表现。

[超声表现]

二维超声显示胰头部见一低回声团块,大小约19 mm×16 mm,边界不清,形态不规则,主胰管扩张,内径约4 mm(图2-1a)。CDFI未见明显血流信号(图2-1b),超声剪切波弹性成像显示病灶较周围腺体硬(图2-1c)。超声造影见胰头病灶17 s开始增强,呈整体不均匀低增强,28 s达峰值,峰值时强度低于周围腺体,47 s开始消退,静脉期和延迟期始终呈低回声改变(图2-1d~f)。

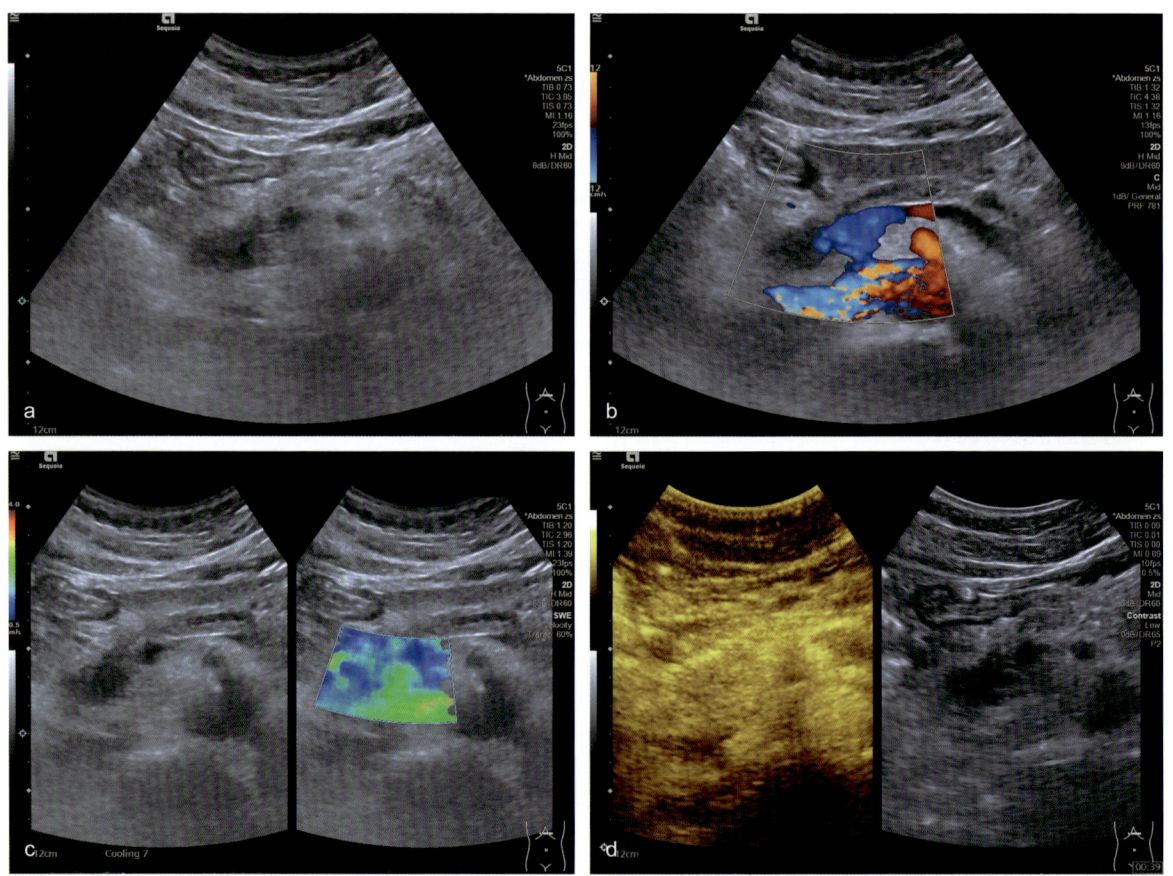

图 2-1　病例1超声表现

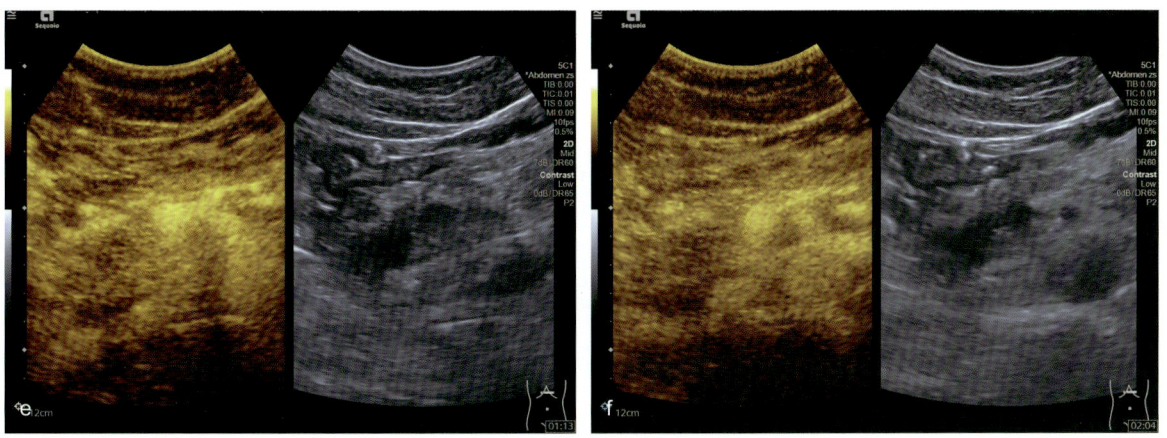

图 2-1（续） 病例 1 超声表现

[CT 表现]

胰头部见软组织结节影，大小约 16 mm×18 mm，与十二指肠降部分界欠清（图 2-2a），增强扫描呈轻度强化，胰管稍扩张（图 2-2b~d）。

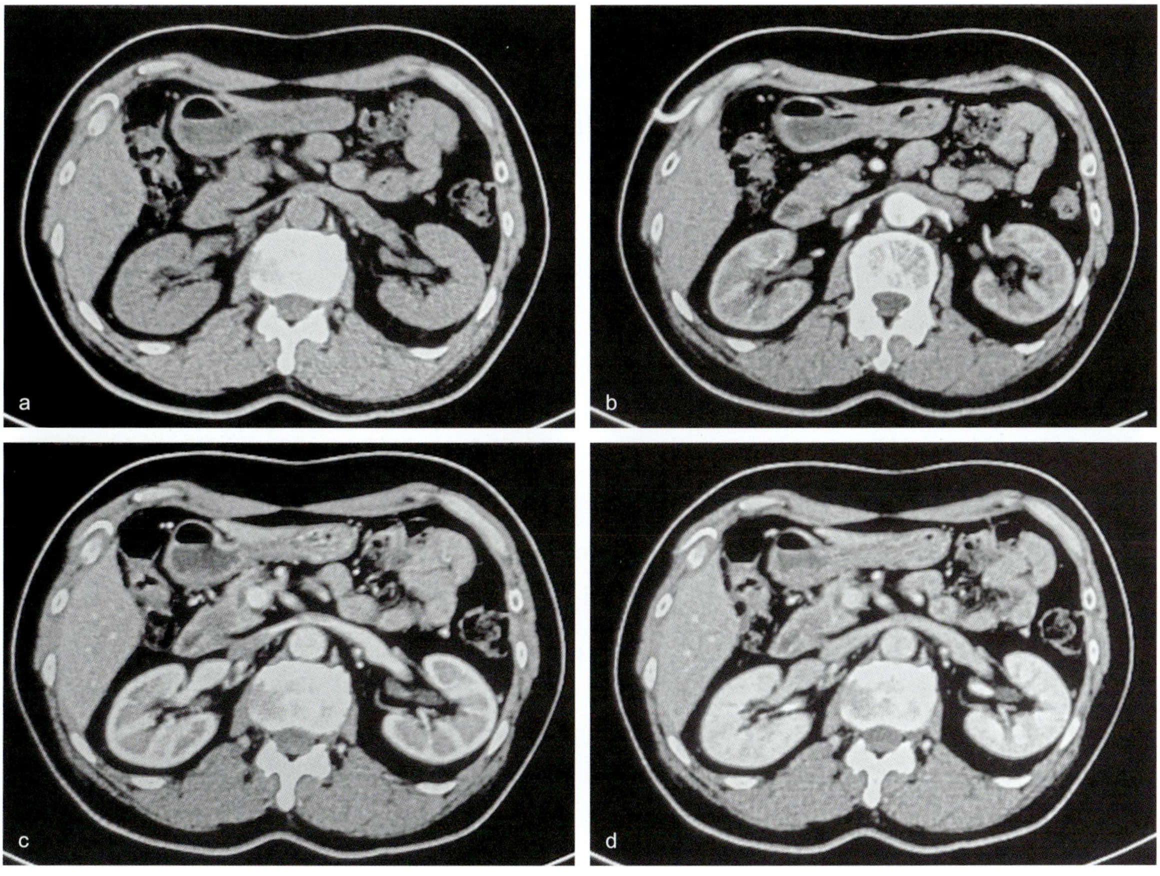

图 2-2 病例 1 CT 表现

[手术病理]

(1) 术中所见：肿瘤位于胰头部，直径约4 mm，质硬，向后外侧生长，肿瘤外侵。胰腺大小3.5 cm×3 cm×2 cm，十二指肠长24 cm，切缘直径2 cm，部分胃大小4 cm×3 cm×3 cm，胆囊大小9 cm×3 cm×1 cm，浆膜面光滑，黏膜面粗糙，内含墨绿色胆汁，胆囊壁厚0.3 cm，胆总管长4 cm，胆总管切缘直径1.2 cm，胆总管通畅。胰腺已剖开，距十二指肠切缘18 cm处见一溃疡型肿物，范围3 cm×2 cm，深0.5 cm，切面灰白、质中，肿物肉眼观累及十二指肠全层及胆总管黏膜。

(2) 术后病理：壶腹部腺癌，胰胆管型，分化Ⅱ～Ⅲ级，癌组织累及十二指肠壁全层、胰腺实质（>0.5 cm）。脉管内见癌栓，神经束见癌侵犯。胰腺切缘、胆总管切缘、胃切缘及十二指肠切缘均未见癌累及。检出肠旁淋巴结4枚，其中1枚癌转移（1/4）。检出胆总管旁淋巴结1枚，未见癌转移（0/1）。检出胃周淋巴结1枚，未见癌转移（0/1）。（胆囊）慢性炎伴罗-阿氏窦形成。免疫组化：p53（90%++）；CDX2（部分弱+）；CEA（+）；CK19（+）；CK20（-）；CK7（+）；Her-2（10%+）；Ki-67（80%+）；MLH1（+）；MSH2（+）；MSH6（+）；Muc-1（+）；Muc-5AC（+）；PMS2（+）；Met（100%+）；SMAD4（+/-）。

[分析与讨论]

胰腺癌应与慢性胰腺炎中的局限性炎性肿块相鉴别。两者的影像学图像相似，较难鉴别。PDAC常常边界不清，周围有浸润的表现，其周围的胰腺组织表现正常。而患有局限性炎性肿块的患者常伴有急性胰腺炎的病史以及慢性胰腺炎反复发作。超声造影可以提供鉴别诊断帮助：PDAC常呈低增强，而局限性炎性肿块常与周围正常腺体呈等增强。

病例 2

[病史]

患者，男性，68岁。患者体检发现胰腺占位2周，无黄疸、瘙痒、恶心、呕吐、畏寒、发热、呕血、黑便、食欲减退等表现。

[超声表现]

胰颈部见一低回声实质团块，大小约21 mm×12 mm，边界不清，形态不规则，主胰管扩张，内径约3.2 mm（图2-3a、b）。CDFI显示病灶内部未见明显彩色血流信号，超声剪切波弹性成像显示病灶硬度与周围腺体相当（图2-3c）。超声造影示病灶19 s开始增强，呈整体不均匀等增强，26 s达峰值，42 s开始轻度消退，静脉期和延迟期呈稍低回声改变（图2-3d~f）。

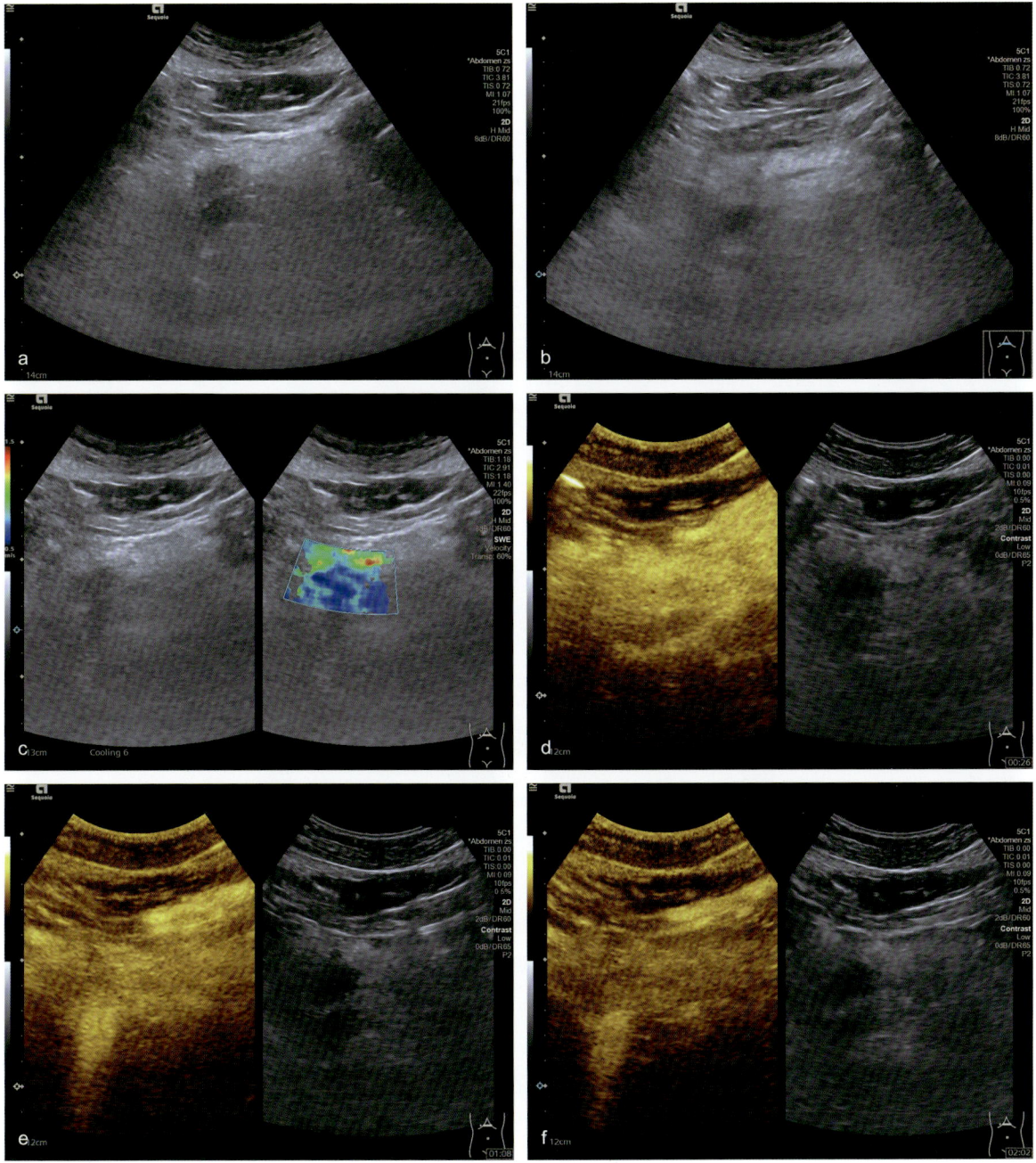

图2-3 病例2超声表现

[CT表现]

胰腺头颈部交界处门静脉前方见实性结节影,大小约32 mm×13 mm(图2-4a),增强扫描可见病灶明显强化,周围脂肪间隙模糊,胰管稍扩张(图2-4b、c)。

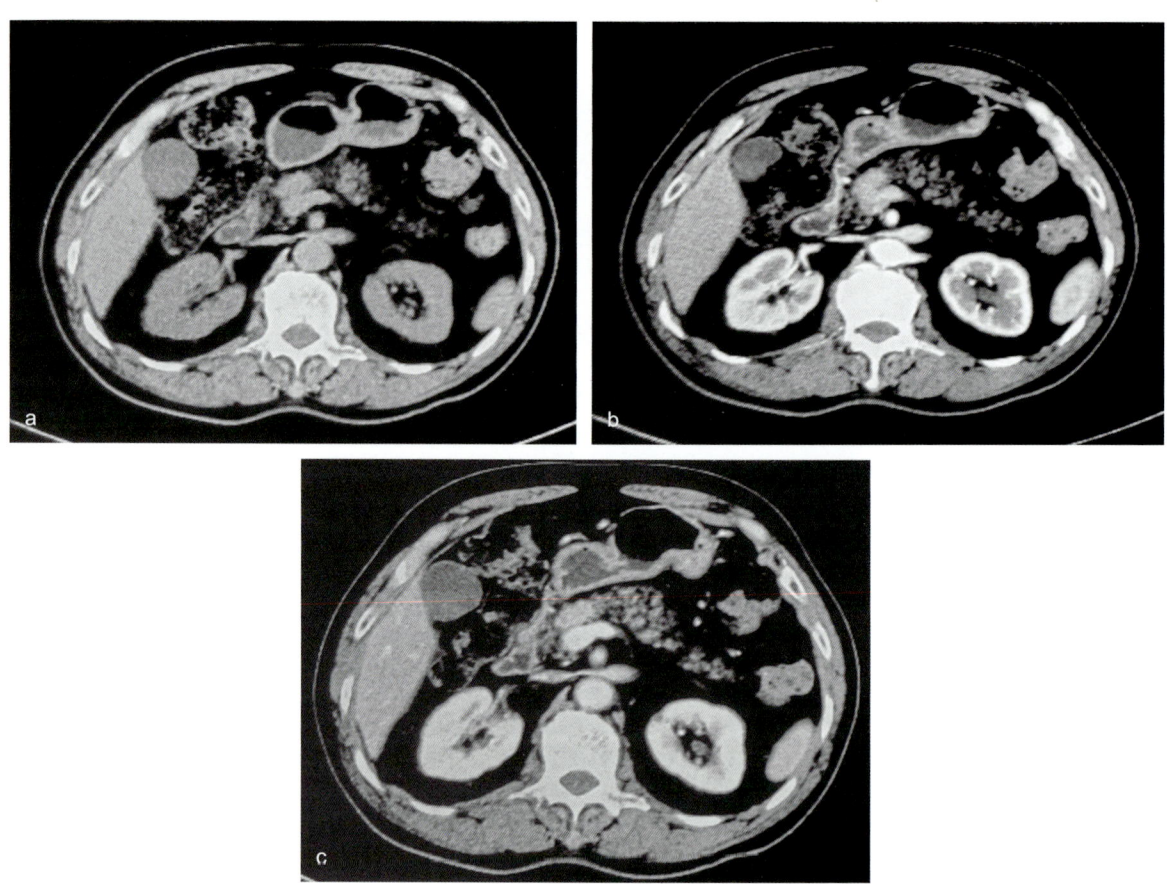

图2-4 病例2 CT表现

[手术病理]

(1)术中所见:胰腺大小10 cm×7 cm×3 cm,紧邻胰腺切缘见一肿物,大小2 cm×2 cm×1.3 cm,切面灰白、灰黄,质中,界尚清。脾脏大小10 cm×7 cm×3 cm,书页状切开,切面未见特殊。

(2)术后病理:胰腺导管腺癌,分化Ⅰ~Ⅱ级,癌组织局限于胰腺周围纤维脂肪组织。神经束见癌侵犯。切缘未见癌累及。检出胰周淋巴结6枚,均未见癌转移(0/6)。脾脏未见癌组织累及。免疫组化:CD56(部分+),CEA(+),CK20(少量+),CK7(+),Her-2(10%+),Ki-67(70%+),S100p(+),SMAD4(缺失),MLH1(+),MSH2(+),MSH6(+),Muc-5AC(部分+),p53(D07)(90%+++),PMS2(+)。

[分析与讨论]

胰腺囊腺瘤和囊腺癌，大多位于胰腺体尾部，在常规超声中呈囊实性回声，实性部分内可见高回声乳头样结构，或呈蜂窝状改变，囊壁不规则增厚，后方回声增强，一般不会像胰头部PDAC一样引起胰管或胆管扩张、转移现象。与其他影像学技术相比，超声更加无创、简单、易行、迅速且可重复。此外，还可以在超声引导下进行经皮穿刺细胞学或组织学检查。

病例 3

[病史]

患者，男性，67岁。患者体检发现CA19-9升高2个月，无消瘦、巩膜和皮肤黄染、瘙痒、恶心、呕吐、畏寒、发热、呕血、黑便、食欲减退等表现。

[超声表现]

胰头经十二指肠壶腹部见一低回声实质团块，大小约30 mm×23 mm，边界不清，形态不规则，主胰管扩张，内径约3.8 mm（图2-5a、b）。CDFI显示未见明显血流信号，超声剪切波弹性成像显示病灶较周围腺体硬（图2-5c）。超声造影示病灶18 s开始增强，呈整体不均匀低增强，24 s达峰值，峰值时强度低于周围腺体，39 s开始消退，静脉期和延迟期始终呈低回声改变（图2-5d~f）。

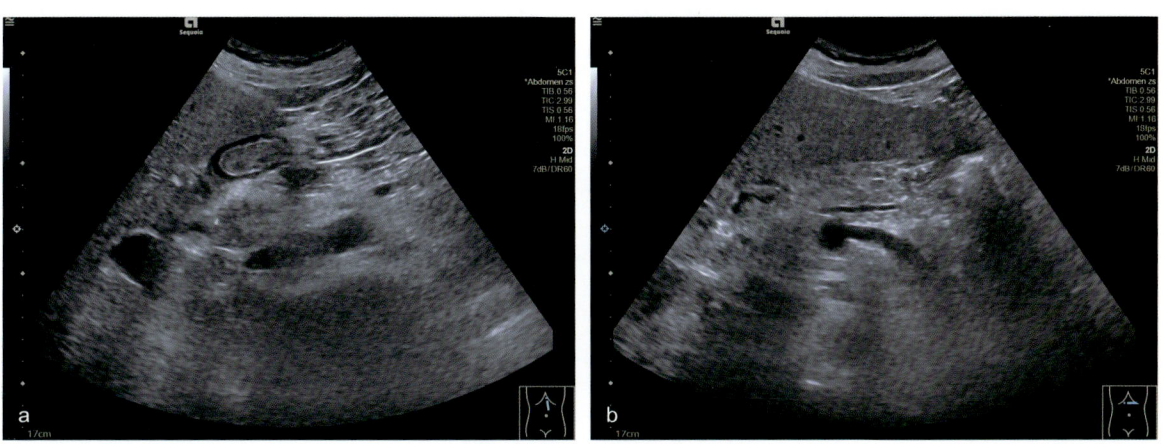

图2-5 病例3超声表现

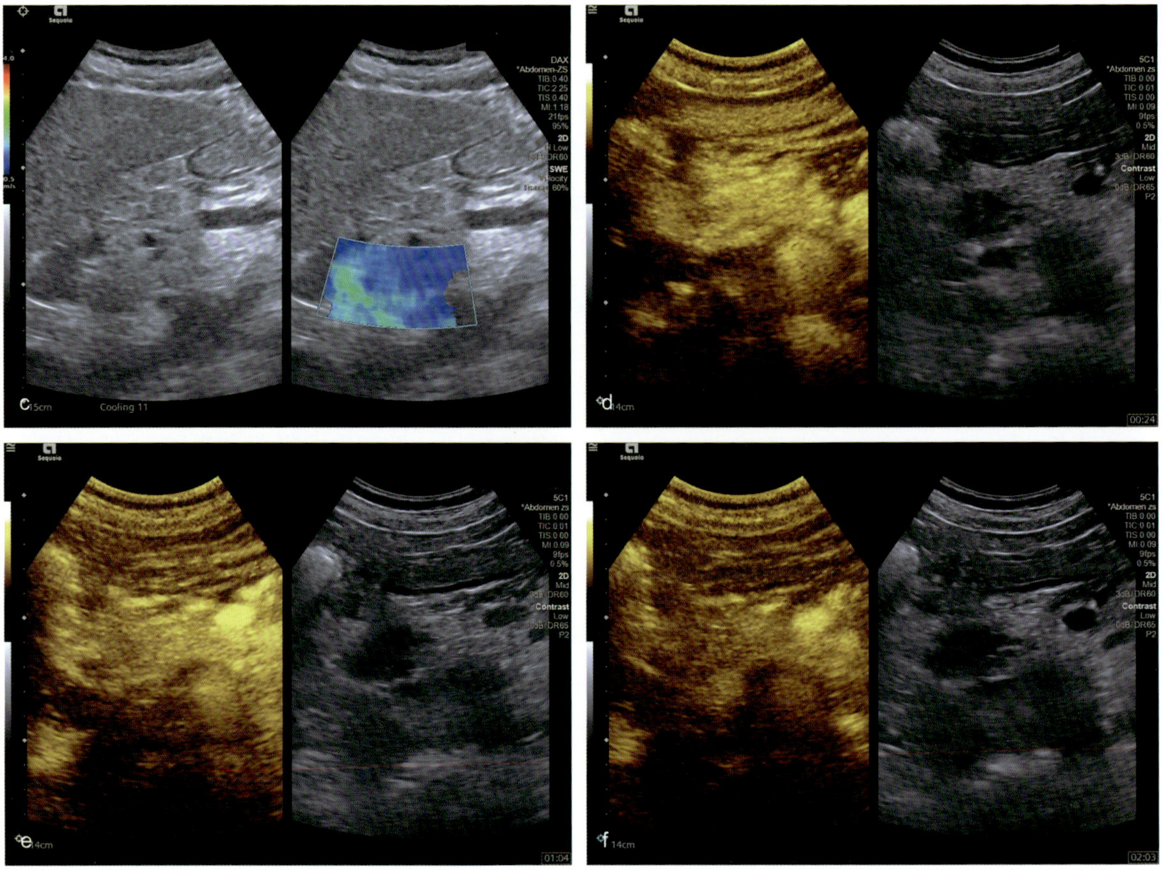

图2-5（续） 病例3超声表现

[CT表现]

十二指肠降部壁稍增厚，见直径约17 mm稍低密度灶（图2-6a），增强后轻度强化（图2-6b、c）。

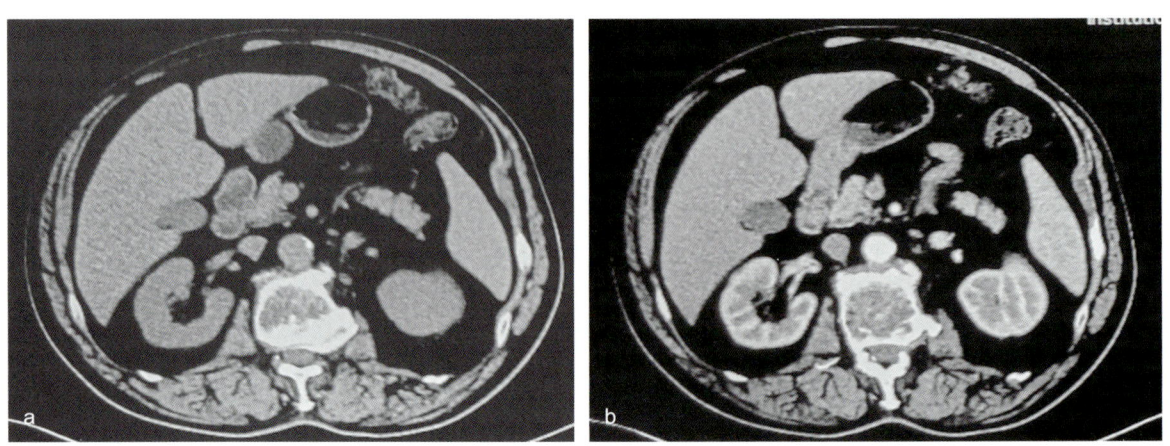

图2-6 病例3 CT表现

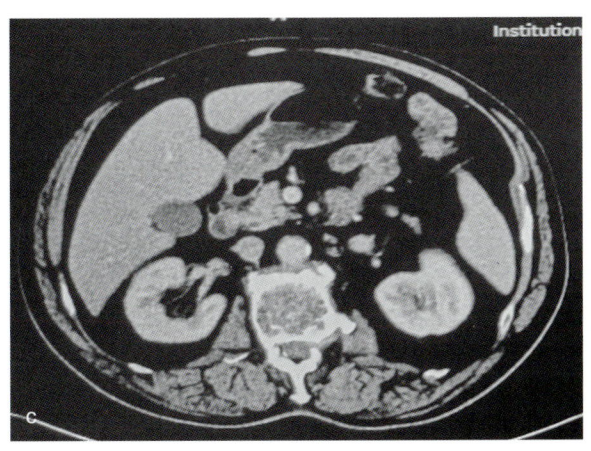

图 2-6（续） 病例 3 CT 表现

[手术病理]

（1）术中所见：十二指肠长 30 cm，切缘直径 2.5 cm，部分胃大小 7 cm×6 cm×2 cm。胰腺大小 7 cm×4 cm×3 cm，主胰管通畅，胆总管长 4.5 cm，胆总管切缘直径 0.6 cm，距十二指肠乳头开口 0.9 cm 处见一溃疡型肿物，范围 1.5 cm×1.2 cm，溃疡深度 0.2 cm，肿物肉眼观累及十二指肠全层及胰腺实质，未累及胆总管及主胰管，胆囊大小 8 cm×3 cm×2 cm，内充满墨绿色黏稠胆汁，壁厚 0.2 cm，余未见特殊。

（2）术后病理：壶腹部腺癌，分化Ⅱ级，胰胆管型，癌组织浸润十二指肠壁全层，并累及胰腺实质。神经束见癌侵犯，脉管内见癌栓。胃切缘、十二指肠切缘、胰腺切缘及胆总管切缘未见癌累及。检出胃周淋巴结 7 枚，均未见癌转移（0/7）。检出胰腺周淋巴结 1 枚，未见癌转移（0/1）。（胆囊）慢性炎伴罗-阿氏窦形成。免疫组化：CEA（部分+），CK20（-），CK7（+），Her-2（20%+），p53（DO7）（-），PMS2（+），S100p（+），SMAD4（缺失），Ki-67（80%+），Met（100%+～++），MLH1（+），MSH2（+），MSH6（+），Muc-5AC（+），CA19-9（+），CDX2（少量+）。

[分析与讨论]

胰腺神经内分泌肿瘤（pNET）可见于胰腺任何位置，大部分为实性病灶，边界清晰，部分病灶内可有不同程度囊性变，偶可见钙化灶、少量出血。超声可见 pNET 一般为低回声占位，边界清晰，形态规则，CDFI 可见病灶血供丰富。超声造影动脉期快速均匀高增强，静脉期和延迟期缓慢消退或无明显消退。而 PDAC 主要见于胰头，边界不清，呈不均匀低回声，CDFI 未见血流信号，可伴有主胰管及胆总管、肝内胆管扩张。超声造影呈不均匀低增强。

病例 4

[病史]

患者，男性，70岁。患者上腹部不适半年余，进行性黄疸伴皮肤瘙痒1个月余，大便不成形，小便正常，睡眠较差。

[超声表现]

胰头部见一低回声实质团块，大小约34 mm×28 mm，边界不清，形态不规则，主胰管扩张4.3 mm，肝内胆管和胆囊扩张（图2-7a、b）。CDFI显示未见明显彩色血流信号。超声剪切波弹性成像显示病灶较周围腺体软（图2-7c）。超声造影示病灶16 s开始增强，呈整体不均匀低增强，26 s达峰值，峰值时强度低于周围腺体，35 s开始消退，静脉期和延迟期始终呈低回声改变（图2-7d~f）。

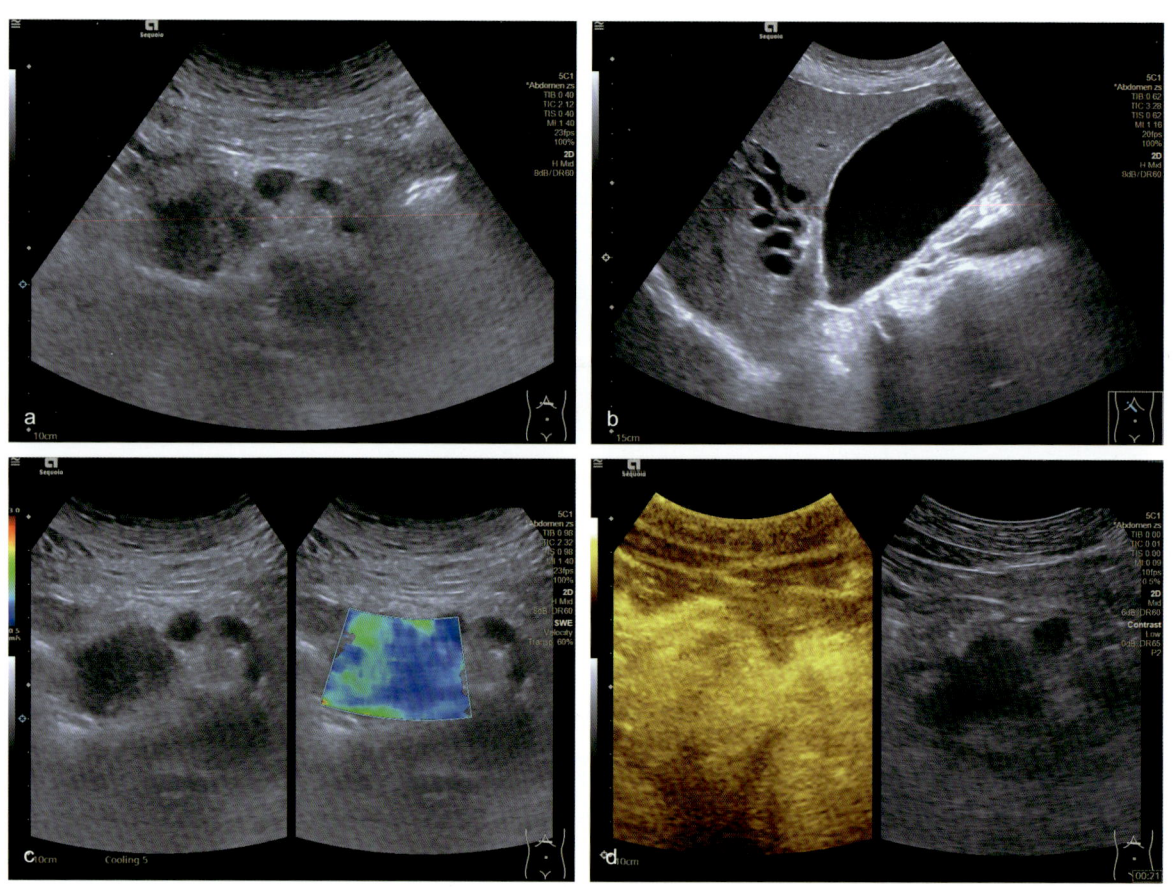

图2-7　病例4超声表现

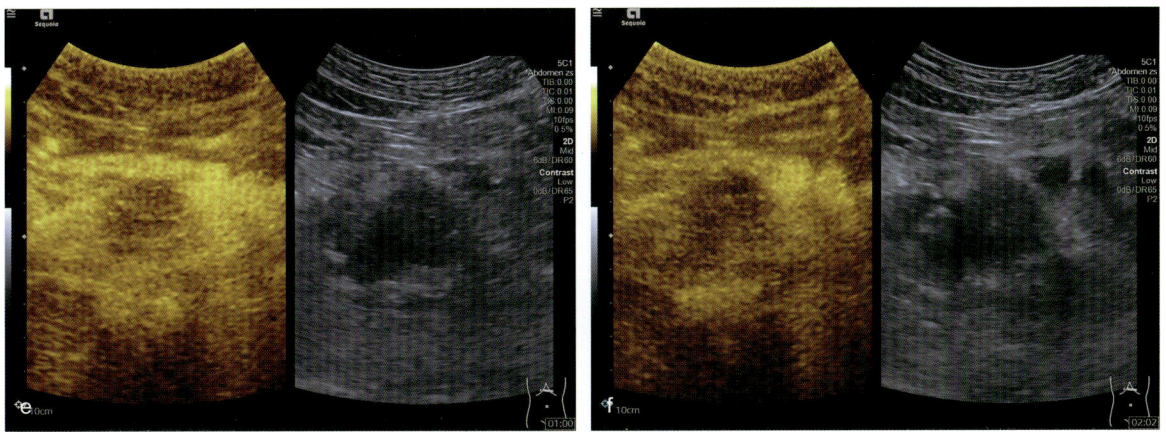

图2-7（续） 病例4超声表现

[MRI表现]

胰头部形态饱满，见一异常信号阴影，T1WI呈略低信号，T2WI呈略高信号，边界较清，大小约3.4 cm×1.8 cm（图2-8a、b）。动态增强动脉期见病灶呈低信号，边界较平扫更清楚，病灶呈持续性强化，胰周和腹膜后见小淋巴结，胆总管下段管腔狭窄（图2-8c~e）。

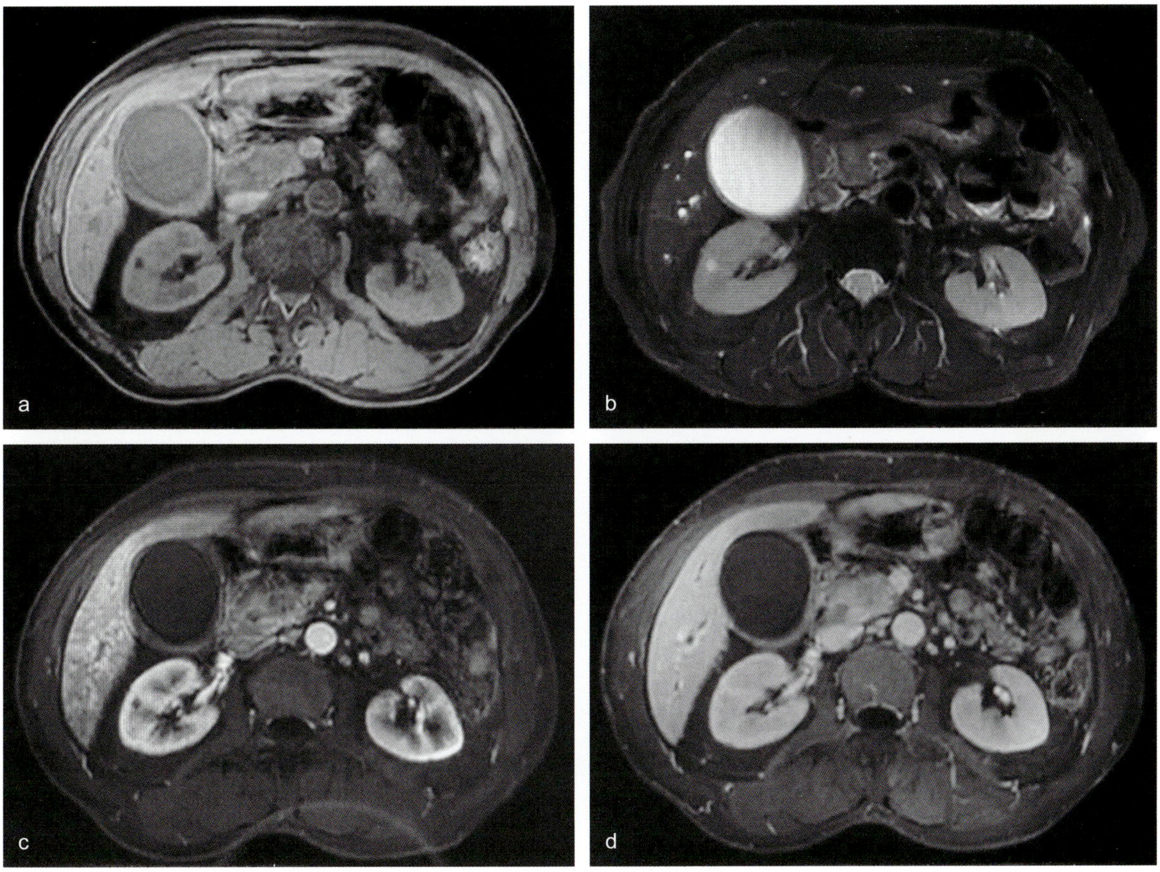

图2-8 病例4 MRI表现

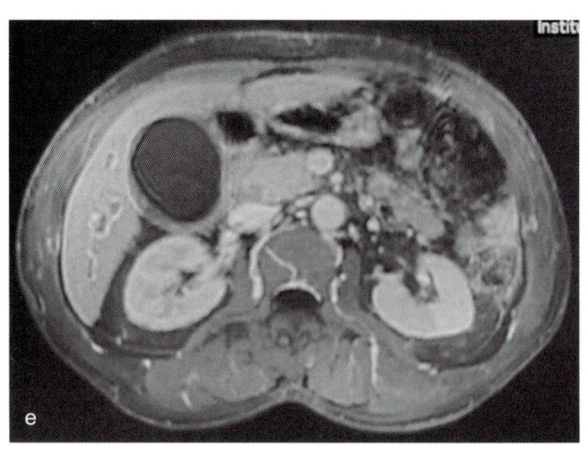

图 2-8（续） 病例 4 MRI 表现

[手术病理]

(1) 术中所见：十二指肠长 17 cm，切缘周径 4 cm，相连部分胃，大小约 8 cm×6 cm×1.5 cm，部分胰腺大小约 6.5 cm×4 cm×3 cm，胰腺切缘面积 1.5 cm×1 cm。于胰腺实质内见一肿物，大小约 3.5 cm×3 cm×2 cm，质硬，边界不清，肿物堵塞胆总管及主胰管。胆囊大小 10 cm×4.5 cm×1 cm，胆囊壁厚 0.2 cm，胆囊黏膜面光滑，未见息肉及结石。送检第 8 组、第 12 组淋巴结。

(2) 术后病理：胰腺导管腺癌，分化 Ⅱ~Ⅲ 级，癌组织侵犯胰腺周围纤维脂肪组织及十二指肠壁肌层。神经束见癌侵犯。胰腺切缘、肝总管切缘、胃切缘及十二指肠均未见癌累及。检出胃周淋巴结 5 枚，均未见癌转移（0/5）。胆囊慢性炎伴罗-阿氏窦形成。（第 8 组淋巴结）检出淋巴结 4 枚，均未见癌转移（0/4）。（第 12 组淋巴结）检出淋巴结 1 枚，未见癌转移（0/1）。免疫组化：CA19-9（+）；CDX2（+）；CEA（+）；CK19（+）；CK20（+）；CK7（+）；Her-2（5%+）；Ki-67（90%+）；MLH1（+）；MSH2（+）；MSH6（+）；Muc-1（+）；Muc-5AC（+）；PMS2（+）；S100P（+）；SMAD4（肿瘤表达缺失）。

[分析与讨论]

实性假乳头状瘤常见于年轻女性，呈均匀或不均匀分布，可伴有小的液性成分，CDFI 示肿块周边及实性部分可见少许血流信号。超声造影示其动脉期等或低增强，静脉期呈低增强表现。尽管影像学表现有所重叠，但是疾病的发病人群及实验室检查可以为最终的精确诊断提供一定帮助。

（董怡　程娟　卢秀云）

参考文献

[1] Grossberg A J, Chu L C, Deig C R, et al. Multidisciplinary standards of care and recent progress in pancreatic ductal adenocarcinoma[J]. CA Cancer J Clin, 2020, 70:375-403.

[2] Schlitter A M, Segler A, Steiger K, et al. Molecular, morphological and survival analysis of 177 resected pancreatic ductal adenocarcinomas (PDACs): identification of prognostic subtypes[J]. Sci Rep, 2017, 7:41064.

[3] Qiu Y J, Zhao G C, Shi S N, et al. Application of dynamic contrast enhanced ultrasound in distinguishing focal-type autoimmune pancreatitis from pancreatic ductal adenocarcinoma[J]. Clin Hemorheol Microcirc, 2022, 81:149-161.

[4] Lu X Y, Guo X, Zhang Q, et al. Early assessment of chemoradiotherapy response for locally advanced pancreatic ductal adenocarcinoma by dynamic contrast-enhanced ultrasound[J]. Diagnostics (Basel), 2022, 12 (11):2662.

[5] Zhang Q, Wu L, Yang D, et al. Clinical application of dynamic contrast enhanced ultrasound in monitoring the treatment response of chemoradiotherapy of pancreatic ductal adenocarcinoma[J]. Clin Hemorheol Microcirc, 2020, 75:325-334.

第二节·胰腺腺泡细胞癌

胰腺腺泡细胞癌（pancreatic acinar cell carcinoma，PACC）是一种罕见的胰腺上皮恶性肿瘤，由形态上与腺泡细胞相似并有肿瘤细胞合成外分泌酶证据的细胞组成，占所有成人胰腺外分泌肿瘤的1%~2%，占儿童胰腺肿瘤的15%[1, 2]。PACC好发于男性，发病的男女比例约为3.6:1，发病年龄呈双峰分布，儿童期发病高峰在8~15岁，成年期发病高峰在60岁，20~40岁少见。PACC是一种高级别恶性肿瘤，大部分患者在就诊时多已出现肿瘤局部进展或远处转移，该肿瘤可发生在胰腺的任何部位，以胰头部最为常见[3]。PACC目前临床上尚无明确的治疗方案，手术治疗是首选治疗方式。

一、病理表现

1. 大体观

PACC可发生在胰腺的任何部位，肿瘤边界清晰，一般触感柔软、肉质，外观棕褐色至红色[3]。其偶尔可表现为分叶状，或出现坏死及囊性变[4]。有时，肿瘤被发现附着在胰腺表面。PACC对导管系统的侵犯有时可大体观察为从原发肿瘤团块向导管延伸的息肉样或指状突起。

2. 显微镜下表现

可见大量不同分化程度的腺泡细胞，但没有内分泌细胞或导管细胞。PACC在显微镜下是具有极少量间质的细胞性肿瘤。可以观察到多种结构模式，包括腺泡型、实性型、腺体型和小梁型。其中腺泡型和实性型最为普遍。腺泡型的特征是类似正常腺泡的结构，具有单层排列的细胞和小的空腔结构，细胞核位于基底位置。实性型则表现为大片没有空腔的实性组织。小梁型则可表现为类似于分化良好的胰腺神经内分泌肿瘤的结构，由栅栏状的相互交错的细胞带组成。

二、临床表现

大多数PACC患者没有特异性症状，其中体重减轻（45%）、腹痛（60%）、腰背部疼痛（50%）、恶心呕吐（20%）、黑便（12%）、乏力、胃纳差、腹泻（8%）是PACC常见的非特异性症状[5]。与胰腺导管腺癌不同，PACC很少阻塞胆管，仅在12%的患者中引起黄疸。但也有少数患者以胆道梗阻为首发症状，甚至有以急性胰腺炎为首发症状而就诊的文献报道，极少数患者也可以远处转移为首发症状。由于PACC多呈膨胀性生长而非浸润性生长方式，因此，此类肿瘤具有明显的占位效应，但不浸润周边器官组织。部分患者因脂肪酶水平升高超过10 000 U/dL，而出现副癌综合征，例如，皮下脂肪坏死结节及多关节病变等[6]。

三、影像学表现

(一) 超声表现

PACC可发生于胰头、胰体、胰尾各个部位,发生在胰管内较罕见,累及全胰腺更为少见。PACC侵袭性较低,以膨胀性生长为主,肿瘤表现为直径较大的实质性肿块,病灶内部伴有出血坏死,可呈囊实性,边界较清晰,部分肿瘤明显外突,部分肿瘤内可见强回声钙化,胰胆管扩张少见。超声造影动脉期多表现为等增强或高增强,静脉期和延迟期减退呈低增强表现[8]。

(二) CT表现

PACC是一种界限清楚的、椭圆形或圆形为主的外生性肿块,在常规CT图像上,肿瘤内的实性部分表现为低密度区,内部坏死囊性变多见。CT图像上较少能够观察到明显的胆管或胰管扩张,1/3的患者可出现瘤内出血钙化,大多数肿瘤不断增大,增强扫描时与周围正常胰腺实质相比呈低密度影,肿瘤的实质部分可呈不均匀的渐进性强化,病灶边缘可见薄层完整或不完整的强化环。

(三) MRI表现

PACC可位于胰腺任何部位,一般内部结构致密,呈实性,可有囊性改变。肿瘤多为椭圆形,在T1加权图像上,表现为低信号和等信号。在T2加权图像上,肿瘤表现为等信号或高信号,一般不伴随胰胆管扩张。肿瘤在增强扫描时均表现为不均匀强化。大部分肿瘤可见完整或不完整的包膜[7]。MRI在鉴别肿瘤边界、瘤内出血、组织侵犯和管道扩张方面优于CT。在DW-MRI上,肿瘤相对于邻近胰腺实质呈高信号。

典型病例

病例

[病史]

患者,男性,47岁。自诉10余天来无明显诱因反复上腹部胀痛,间断绞痛。患者无恶心、呕吐、呕血、黑便,无腹泻,无畏寒、发热。患者自发病以来精神差,胃纳不佳,夜眠可,大便无殊,小便色黄,体重减轻。

[超声表现]

胰腺钩突部见34 mm×19 mm低回声实质性团块,边界欠清,形态尚规则(图2-9a)。CDFI内见少量短线状彩色血流信号,RI: 0.84。注射超声造影剂六氟化硫微泡(声诺维)后,显示胰腺钩突部病灶10 s开始增强,呈整体不均匀等增强,18 s达峰值,24 s呈等回声,48 s呈低回声,静脉期和延迟期始终呈低回声改变,内可见小片状始终不增强区(图2-9b、c)。

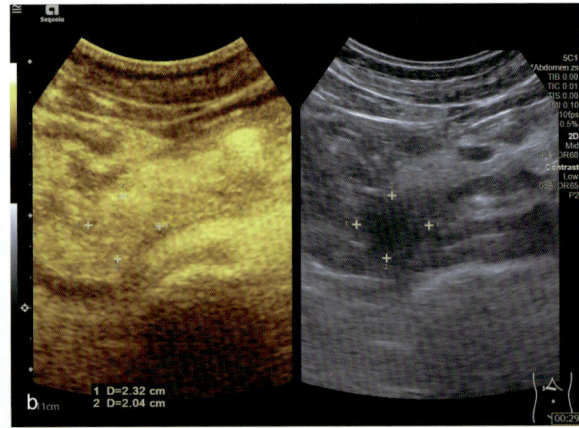
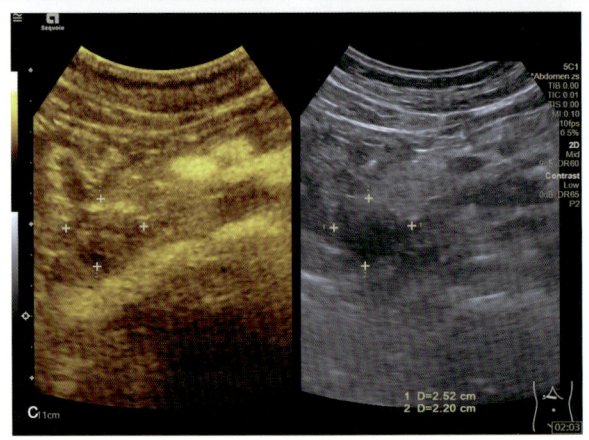

图 2-9　超声表现

[CT表现]

胰腺钩突部见稍低密度肿块，大小约4.4 cm×3.4 cm，增强后呈不均匀强化，门静脉期和延迟期呈相对低密度，侵犯胆总管下段，肝内外胆管轻度扩张，门静脉腔静脉间隙、肠系膜及腹膜后见多发稍大淋巴结。腹部CT检查提示胰腺钩突恶性肿瘤，侵犯胆总管下段伴肝内外胆管扩张，门静脉腔静脉间隙、肠系膜及腹膜后多发稍大淋巴结。

[手术病理]

(1) 内镜所见：十二指肠乳头可见黏膜隆起糜烂，质地硬。

(2) 术中超声所见：探头置于胃和十二指肠，探及胰腺钩突低回声占位，内部回声不均匀，累及十二指肠和胆总管末端，与门静脉局部界限欠清，形态不规则，截面大小约5.4 cm×4.1 cm。胆总管中上段扩张，直径约1.3 cm。主胰管未见明显扩张。采用20G半自动活检枪对占位进行穿刺取样活检。

(3) 术后病理（胰腺钩突占位，活检病理）：血凝块内可见异型上皮细胞巢，可见较多瘤巨细胞，考虑低分化恶性肿瘤。结合免疫组化结果，考虑混合性腺泡细胞癌。

[分析与讨论]

此例患者为中年男性，有上腹痛和体重减轻等症状，影像学检查均显示胰腺钩突部实质性肿块，内部未见明显囊性成分，不伴有主胰管扩张及胆总管扩张，可与胰腺实性假乳头状瘤等囊性肿瘤鉴别。结合CT、MRI表现可诊断为恶性肿瘤。在超声造影图像上可观察到病灶动脉期呈等增强，静脉期减退，其增强表现可与胰腺导管腺癌、胰腺神经内分泌肿瘤等鉴别。

（曹佳颖　邱艺杰　王颖）

参考文献

[1] Klimstra D S. Nonductal neoplasms of the pancreas[J]. Mod Pathol, 2007, 20(Suppl 1):S94-S112.
[2] Fontenot J, Spieler B, Hudson C, et al. Pancreatic acinar cell carcinoma-literature review and case report of a 56-year-old man presenting with abdominal pain[J]. Radiol Case Rep, 2020, 15(1):39-43.
[3] Calimano-Ramirez L F, Daoud T, Gopireddy D R, et al. Pancreatic acinar cell carcinoma: a comprehensive review[J]. World J Gastroenterol, 2022, 28(40):5827-5844.
[4] Thompson E D, Wood L D. Pancreatic neoplasms with acinar differentiation: a review of pathologic and molecular features[J]. Arch Pathol Lab Med, 2020, 144(7):808-815.
[5] Sridharan V, Mino-Kenudson M, Cleary J M, et al. Pancreatic acinar cell carcinoma: a multi-center series on clinical characteristics and treatment outcomes[J]. Pancreatology, 2021, S1424-3903(21)00162-9.
[6] Seth A K, Argani P, Campbell K A, et al. Acinar cell carcinoma of the pancreas: an institutional series of resected patients and review of the current literature[J]. J Gastrointest Surg, 2008, 12(6):1061-1067.
[7] Jornet D, Soyer P, Terris B, et al. MR imaging features of pancreatic acinar cell carcinoma[J]. Diagn Interv Imaging, 2019, 100(7-8):427-435.
[8] 谭莉, 吕珂, 仲光熙, 等. 胰腺腺泡细胞癌的临床及超声影像特征[J]. 中华医学超声杂志(电子版), 2017, 14(6):428-432.

第三节·胰腺转移癌

胰腺转移癌十分罕见，其发病率占所有胰腺恶性肿瘤的2%~5%[1]。据统计，超过1/3的胰腺转移癌患者生前未确诊，在尸检报告中，胰腺转移癌占所有胰腺恶性肿瘤的比例高达42.63%，在全身恶性肿瘤中，该数据为1.3%~15%[1-3]。胰腺转移癌最常见的原发部位尚有争议，原发病灶来源可遍布全身，文献报道部位包括肾、肺、食管及胃肠道、乳腺、骨骼以及皮肤等器官或组织[4-13]。临床病例中的胰腺转移癌最常见来自肾脏，占全部胰腺转移癌的30%~75.86%。而在尸检报告中，胰腺转移癌常见的原发部位为肺和胃，分别占全部胰腺转移癌的41.98%和20.00%~24.69%[1-3]。目前，胰腺转移癌的转移机制尚不明确，最主要的原因与血运转移及淋巴转移相关。据研究报道，肾细胞癌转移至胰腺除了与淋巴结逆行转移和通过门静脉分流转移有关外，还可能与肾癌细胞对胰腺实质的高亲和力相关，但具体转移机制仍不清楚[1]。

一、病理表现

胰腺转移癌病理表现与原发病灶一致，胰腺转移癌常见的病理类型为肾透明细胞癌、肺癌（小细胞肺癌常见）、结肠癌、乳腺癌等，镜下发现来源于胰腺以外的恶性肿瘤细胞尤其是上述恶性肿瘤细胞时需首先考虑胰腺转移癌的诊断。

二、临床表现

胰腺转移癌患者一般无临床症状，常在原发病灶术后常规随访中发现，以往文献报道的临床症状多为腹痛、黄疸、肠梗阻等非特异性表现[5, 8, 12]。胰腺转移癌一般不侵犯胰腺导管，梗阻性黄疸比例较低，但亦有部分大病灶压迫肝外胆管或胰腺导管引起梗阻症状，甚至部分病例以急性胰腺炎的形式发病[14]。胰腺转移癌常在发现原发肿瘤后很长一段时间才被发现，原发肿瘤与胰腺转移癌病灶确诊的中位时间间隔为36个月[8]。患者原发病灶切除术到胰腺转移癌切除术之间的时间间隔5~9年不等[10, 13]。胰腺转移癌的确诊主要依靠手术或穿刺病理细胞学检查，经内镜超声引导的胰腺肿瘤穿刺术对于胰腺转移癌的早期诊断是一种重要、有效和准确的诊断方式[7, 9, 15]。尽管存在手术风险，但对于病情稳定的患者，对胰腺转移癌病灶采取积极的治疗措施，患者可以获得更高的生活质量和总体生存率[13]。发病率最高的来源于肾细胞癌的胰腺转移癌患者手术治疗预后较好，中位生存期为70个月，2年和5年生存率可达78%和65%[5]。但其他原发肿瘤的预后仍尚待研究。

三、影像学表现

（一）超声表现

胰腺转移癌超过一半为单发，在胰腺发生部位不确定，超声表现缺乏特异性，在常规超声中主要表现为低回声实质性团块，部分病灶可出现囊性变，表现为病灶内不规则无回声区，来源于骨肉瘤及卵巢癌的病灶最常出现[16]。极个别胰腺转移癌可侵犯整个胰腺，引起整个胰腺回声弥漫性减低。彩色多普勒血流成像（CDFI）在胰腺转移癌的诊断中价值有限。在超声造影检查中，注射超声造影剂后，动脉期62.5%的胰腺转移癌表现为整体增强，29.17%的胰腺转移癌病灶表现为向心性增强。动脉期胰腺转移癌增强强度可为37.5%高增强、25%等增强、38.5%低增强，各增强强度分布差异不明显，83.3%的病灶在静脉期和延迟期主要表现为低回声[17]。胰腺转移癌病灶内部灌注方式与原发病灶密切相关，来源于胃肠道肿瘤的胰腺转移癌在超声造影上常表现为病灶周边与周围胰腺实质呈等增强，而病灶中央常出现低增强或不增强的坏死区，来源于肺、肾、乳腺、子宫肿瘤的胰腺转移癌动脉期常表现为整体增强，而来源于肝脏、胆管、甲状腺的胰腺转移癌在动脉期常表现为向心性增强[17, 18]。与胰腺原发恶性肿瘤相比，胰腺转移癌侵犯胰腺导管及胰腺周围大血管的比例显著降低，但在部分病灶较大的转移癌患者中，可因肿瘤压迫而出现梗阻的表现。胰腺转移癌病灶的二维超声及超声造影表现均缺乏特异性，且与胰腺原发恶性肿瘤的超声造影表现有所重叠，尤其是当胰腺转移癌引起肝外胆管梗阻或侵犯周围血管时，超声诊断胰腺转移癌的诊断价值会更低。

（二）CT表现

CT检查在胰腺转移癌的诊断中价值有限。根据肿瘤大小、原发灶位置及原发病灶的血供情况不同，胰腺转移癌在CT影像上常有不同的表现。胰腺转移癌最常表现为单发的低回声实质占位，60%的胰腺转移癌患者同时伴有身体其他部位的转移灶[19]。胰腺转移癌在增强CT上的表现特征与原发病灶密切相关。原发病灶为富血供时，胰腺转移癌常表现为高增强，当原发病灶为乏血供时，胰腺转移癌表现为低增强，前者包括肾透明细胞癌、肝细胞癌、间叶来源的恶性肿瘤等，后者包括胆管细胞癌、胆囊腺癌等[20, 21]。胰腺转移癌病灶在增强CT上的表现还会因病灶大小出现差异，小病灶常呈整体增强，而大病灶常呈环状或向心性增强，这可能与较大病灶内部常出现坏死相关[11]。虽然胰腺转移癌在动脉期的表现多样，但延迟期仍以低增强为主。

（三）MRI表现

MRI是一种安全、无辐射且组织分辨率高的影像学检查方法。通过多序列扫查及多参数成像可以更加详细地显示病灶内部的组织学特征。弥散加权成像（diffuse weight image，DWI）能无创反映水分子的扩散运动，是鉴别良恶性病灶的重要成像序列，良性病灶及低度恶性病灶由于病灶内部自由水成分相对较高，水分子容易扩散，在DWI上呈低信号，而高度恶性肿瘤则恰好相反，在DWI上呈高信号。胰腺转移癌发病率较低且与MRI相关资料较少，目前报道较多的主要为原发灶为肾脏或肺部的恶性肿瘤。胰腺转移癌在MRI上常表现为边界清晰的实质性占位，T1WI呈低信号，T2WI呈高信号，其内水分子弥散受限常表现DWI高信号[21]。MRI检查的同反相位序列可以显示病灶内一定比例的脂肪和水分，在反相位出现信号减低，在监测来源于肾透明细胞癌的胰腺转移癌具有一定价值，此类胰腺转移癌的同反相位序列比较中可见反相位局部信号减低。肾透明细胞癌与肺恶性肿瘤均为富血供肿瘤，来源于上述两个部位的胰腺转移癌在增强MRI中常表现为高增强，但肾透明细胞癌来源的胰腺转移癌主要为整体增强，肺恶性肿瘤来源的胰腺转移癌主要呈轻度增强或环状增强，病灶内部可出现始终不增强的囊变或坏死区，延迟期可出现持续稍高增强或消退。目前，胰腺转移癌的MRI相关报道仍较少，胰腺转移癌MRI表现尚待进一步探索。

四、鉴别诊断

胰腺转移癌缺乏特异性的临床及超声表现，原发病灶与继发病灶检出时间间隔较长，且病灶多为单发，胰腺转移癌与胰腺原发肿瘤鉴别困难。因此，在诊断胰腺肿块时，需要密切结合患者病史，对于有其他部位恶性肿瘤病史的患者，需要考虑胰腺转移癌的可能，尤其是当原发病灶位于肾、肺或胃肠道时。

胰腺转移癌的超声及超声造影表现较复杂，实质性病灶需要与胰腺常见的原发实质性肿瘤鉴别，如胰腺导管腺癌、胰腺神经内分泌肿瘤、胰腺微囊腺癌、胰腺实性假乳头状瘤等，囊性或囊实性的胰腺转移癌病灶需要与囊腺瘤、胰腺导管内乳头状黏液性肿瘤、胰腺神经内分泌肿瘤或胰腺导管腺癌囊性变相鉴别。当注射超声造影剂后，动脉期呈高增强的胰腺转移癌需要与胰腺富血供的胰腺原发肿瘤（如胰腺神经内分泌肿瘤及微囊腺瘤）鉴别，动脉期呈低增强的胰腺转移癌则需要与乏血供的胰腺原发性肿瘤（如胰腺导管腺癌）鉴别。

胰腺导管腺癌是胰腺最常见的恶性肿瘤，患者常伴有血清CA19-9水平升高，病灶在超声影像上常表现为低回声实质性团块，部分可见囊性成分，并且常侵犯周围血管，形成局部进展期胰腺癌，该病灶在超声造影上呈典型的持续性低增强。当胰腺转移癌在动脉期呈低增强改变时，需要注意与胰腺导管腺癌相鉴别。

胰腺神经内分泌肿瘤是一类交界性的肿瘤，根据Ki-67指数及高倍镜下细胞异型性，世界卫生组织将胰腺神经内分泌肿瘤分为G1、G2和G3，其中G3细分为胰腺神经内分泌瘤和神经内分泌癌。胰腺神经内分泌瘤在动脉期多数表现为高增强或等增强，在静脉期和延迟期G1病灶以高增强或等增强为主，而G2与G3病灶则可以表现为等增强或低增强[22]。当胰腺转移癌在动脉期表现为富血供时，需要注意与胰腺神经内分泌肿瘤相鉴别。

胰腺微囊腺瘤是较少见的胰腺良性富血供肿瘤，灰阶超声表现无特异性，但在超声造影上，该肿瘤在动脉期可表现为蜂窝状的高增强，该增强方式具有一定特异性，可与胰腺转移癌相鉴别。

五、临床价值

胰腺转移癌是一类罕见的胰腺恶性肿瘤,除非患者有明确病史,否则很难术前诊断。超声及超声造影在诊断胰腺转移癌方面价值有限,在日常临床工作中,当胰腺肿块的超声及超声造影表现不典型时,需要密切关注患者病史及临床其他检查,必要时排除胰腺转移癌的可能。

典型病例

病例 1

[病史]

患者,女性,63岁,因"结肠癌术后13年,发现胰体占位4天"入院。患者13年前因结肠癌在当地医院行结肠癌根治术,术后规律随访未见复发。4天前至当地医院复查,行PET-CT提示胰体转移癌可能。病程中未诉呕吐、胃纳差、腹痛、腹泻等不适。现患者为求进一步治疗,遂至我院就诊。

患者患病以来精神、睡眠可,大小便未见明显异常。体重无明显变化。

入院后查CA19-9:299.6 U/mL,甲胎蛋白、癌胚抗原、CA50均阴性。

[超声表现]

胰尾见26 mm×25 mm低回声团块,边界不清,形态尚规则,紧贴脾静脉(图2-10a),CDFI未见明显彩色血流信号(图2-10b)。注射超声造影剂后,显示该病灶动脉期呈不均匀低增强(图2-10c),静脉期和延迟期始终呈低回声改变(图2-10d、e)。

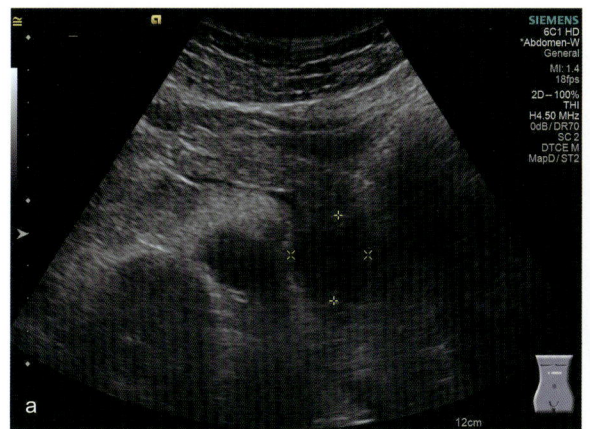
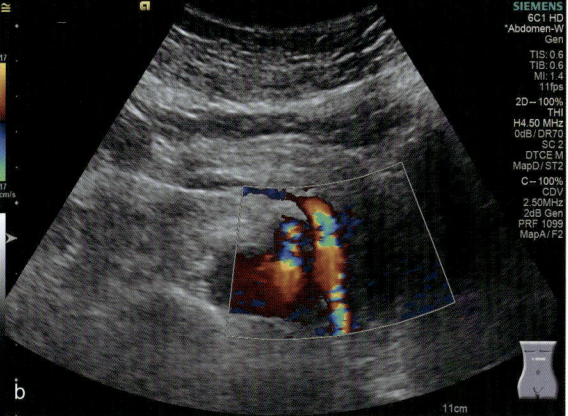

图2-10 病例1超声表现

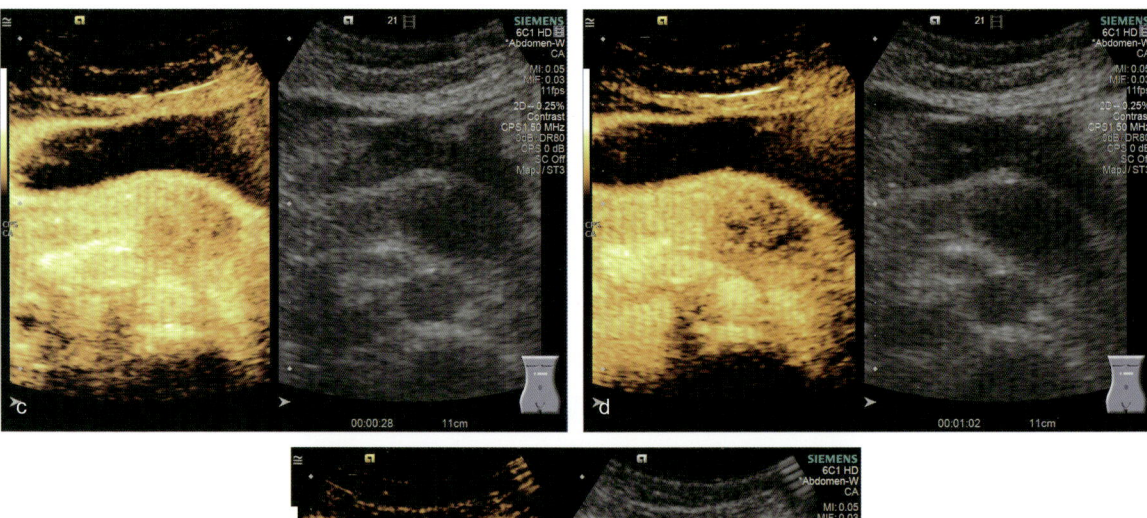

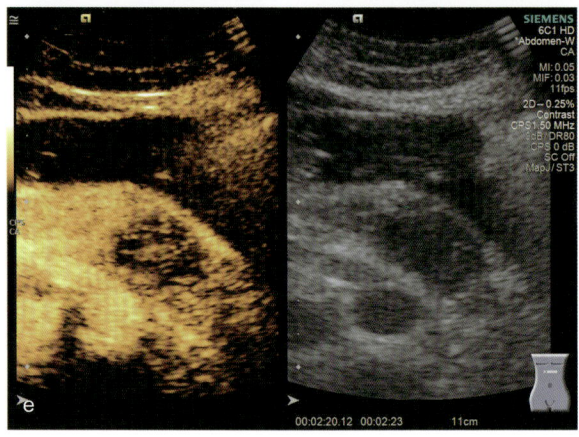

图2-10（续） 病例1超声表现

[CT表现]

胰体尾部增粗，内见椭圆形低密度灶，大小约36 mm×22 mm，边界欠清，远端主胰管轻度扩张。注射造影剂后，显示该病灶动脉期呈轻度增强，静脉期和延迟期均呈低增强。考虑胰体尾部恶性肿瘤（malignant tumor，MT）。

[手术病理]

（1）术中所见：该患者行胰体尾联合脾脏切除术，距离切缘2 cm处见一3.8 cm×2.8 cm×2.5 cm结节状肿块，切面灰白、实性、质中等，边界不清，考虑胰腺浸润性导管腺癌，胰腺切缘未见癌累及。

（2）术后病理：胰腺浸润性导管腺癌，分化Ⅱ~Ⅲ级，癌组织累及胰腺被膜及周围纤维脂肪组织。

病例 ❷

[病史]

患者,男性,68岁,因"结肠癌术后4年,发现胰头占位2周"入院。患者4年前因排便习惯改变至当地医院就诊,检查发现结肠恶性肿瘤,遂行结肠癌根治术,分期$pT_{4a}N_{2b}M_0$,术后病理提示:结肠溃疡型印戒细胞癌。术后行化疗(具体药物不详),开始化疗1周期后因出现高热反应,停止化疗。后规律随访,未见复发。2周前,患者因上腹部不适,遂至上海同仁医院就诊,检查发现肿瘤标志物CA72-4:53.23 U/mL,PET-CT提示胰头MT伴腹膜后淋巴结转移可能。胃肠镜检查未见明显异常。患者为求进一步治疗,遂至我院就诊。

患者患病以来精神、睡眠可,大小便未见明显异常。体重无明显变化。

入院后查癌胚抗原:43.9 ng/mL,CA72-4:62.5 U/mL,CA19-9、CA125均阴性。

[超声表现]

胰头见43 mm×37 mm低回声团块,边界不清,形态不规则,内见数枚直径为6~7 mm的扁平强回声团块,后无明显声影(图2-11a),主胰管增宽,最宽处内径4 mm(图2-11b),CDFI未见明显彩色血流信号。注射超声造影剂后显示该病灶动脉期呈整体不均匀低增强(图2-11c),静脉期和延迟期始终呈低回声改变(图2-11d)。

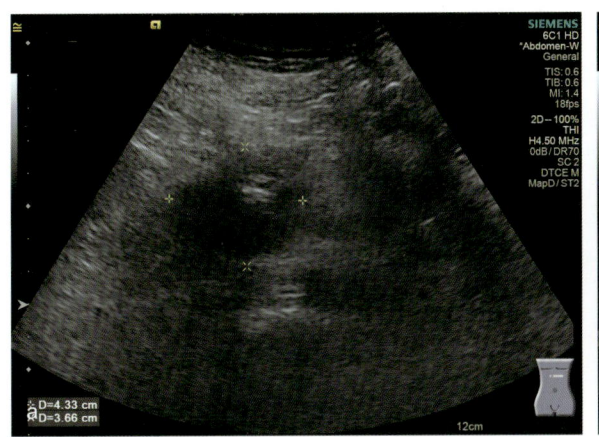 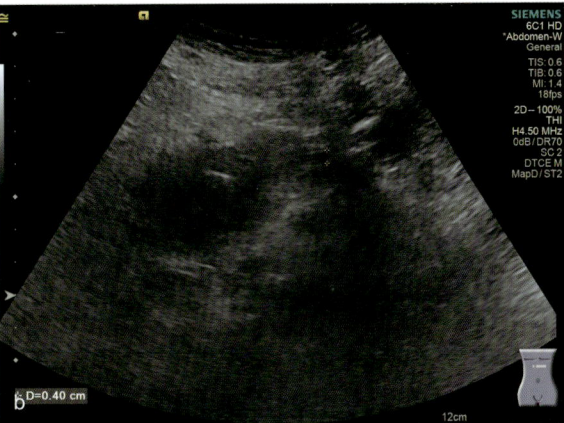

图2-11 病例2超声表现

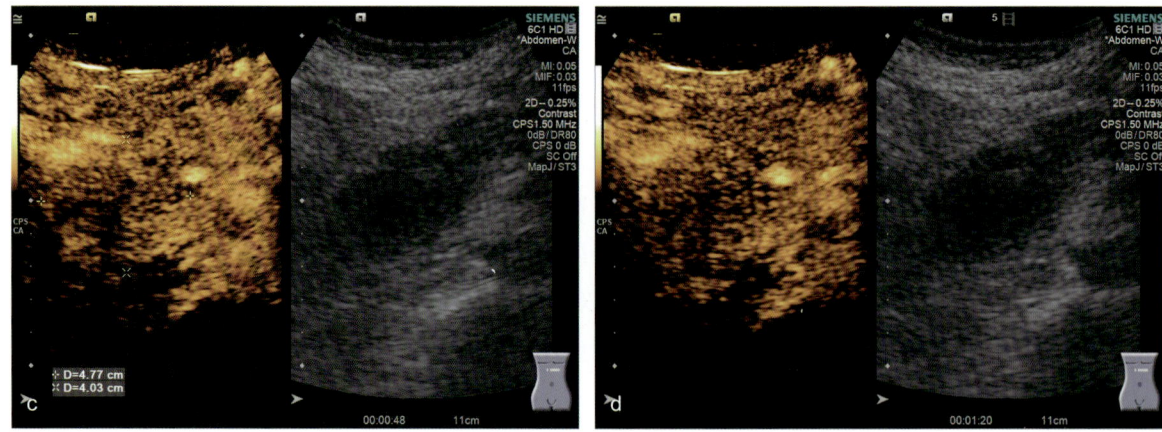

图 2-11（续） 病例 2 超声表现

[CT 表现]

胰头钩突处见 39 mm×52 mm 稍低回声团块，边界欠清，内见多发斑点状钙化。注射造影剂后，病灶始终呈轻度增强，强度低于周围胰腺实质。该病灶包绕肠系膜血管，且与后方十二指肠水平部分分界欠清晰，周围肠系膜见数个小淋巴结影。诊断：胰头钩突 MT，侵犯肠系膜血管及十二指肠水平部。

[PET-CT 表现]

胰腺钩突部见 53 mm×36 mm 糖代谢异常增高灶，平均 CT 值 33.5 Hu，最大 SUV 值 9.1，内见高密度灶，胰管内径轻度增宽，病灶与邻近十二指肠降部和肠系膜上动静脉分界欠清。胰头周围及邻近腹膜后见多个淋巴结，最大者约 9 mm，平均 CT 值 33.7 Hu，最大 SUV 值 2.9。诊断：胰腺钩突 MT 侵犯邻近十二指肠、腹膜后血管可能，周围淋巴结转移不除外。

[手术病理]

经内镜超声引导下胰腺肿块穿刺活检术，术后病理提示：印戒细胞癌。

（董怡　王诗雯　左丹）

参考文献

[1] Ballarin R, Spaggiari M, Cautero N, et al. Pancreatic metastases from renal cell carcinoma: the state of the art[J]. World J Gastroenterol, 2011, 17(43):4747-4756.

[2] Adsay N V, Andea A, Basturk O, et al. Secondary tumors of the pancreas: an analysis of a surgical and autopsy database and review of the literature[J]. Virchows Arch, 2004, 444(6):527-535.

[3] Nakamura E, Shimizu M, Itoh T, et al. Secondary tumors of the pancreas: clinicopathological study of 103 autopsy cases of Japanese patients[J]. Pathol Int, 2001, 51(9):686-690.

[4] Fujii M, Watanabe K, Kataoka M, et al. A case of a pancreatic tumor that was diagnosed as metastasis from lung cancer by endoscopic ultrasound-guided fine needle aspiration[J]. J Med Ultrason, 2015, 42(3):405-408.

[5] Sweeney A D, Fisher W E, Wu M F, et al. Value of pancreatic resection for cancer metastatic to the pancreas[J]. J Surg Res, 2010, 160(2):268-276.

[6] Minni F, Casadei R, Perenze B, et al. Pancreatic metastases: observations of three cases and review of the

literature[J]. Pancreatology, 2004, 4(6):509-520.
[7] Hou Y, Shen R, Tonkovich D, et al. Endoscopic ultrasound-guided fine-needle aspiration diagnosis of secondary tumors involving pancreas: an institution's experience[J]. J Am Soc Cytopathol, 2018, 7(5):261-267.
[8] Crippa S, Angelini C, Mussi C, et al. Surgical treatment of metastatic tumors to the pancreas: a single center experience and review of the literature[J]. World J Surg, 2006, 30(8):1536-1542.
[9] Fritscher-Ravens A, Sriram P V, Krause C, et al. Detection of pancreatic metastases by EUS-guided fine-needle aspiration[J]. Gastrointest Endosc, 2001, 53(1):65-70.
[10] Reddy S, Edil B H, Cameron J L, et al. Pancreatic resection of isolated metastases from nonpancreatic primary cancers[J]. Ann Surg Oncol, 2008, 15(11):3199-3206.
[11] Charnsangavej C, Whitley N O. Metastases to the pancreas and peripancreatic lymph nodes from carcinoma of the right side of the colon: CT findings in 12 patients[J]. AJR Am J Roentgenol, 1993, 160(1):49-52.
[12] Konstantinidis I T, Dursun A, Zheng H, et al. Metastatic tumors in the pancreas in the modern era[J]. J Am Coll Surg, 2010, 211(6):749-753.
[13] Niess H, Conrad C, Kleespies A, et al. Surgery for metastasis to the pancreas: is it safe and effective[J]? J Surg Oncol, 2013, 107(8):859-864.
[14] 汤晓东, 刘双海, 陈达伟, 等. 以胰腺炎反复发作为主要表现的胰腺转移性肾透明细胞癌一例[J]. 中华肝胆外科杂志, 2019, 25(5):382-383.
[15] Gilani S M, Tashjian R, Danforth R, et al. Metastatic renal cell carcinoma to the pancreas: diagnostic significance of fine-needle aspiration cytology[J]. Acta Cytol, 2013, 57(4):418-422.
[16] 苏惠, 金鹏, 盛剑秋. 骨肉瘤胰腺转移1例并文献复习[J]. 胃肠病学和肝病学杂志, 2013, 22(10):1043-1045.
[17] 范智慧, 严昆, 王延杰, 等. 胰腺转移癌超声造影表现探讨[J]. 中华超声影像学杂志, 2014, 23(11):948-951.
[18] 陈文莉, 李凡, 杜联芳, 等. 多种原发灶来源的胰腺转移性肿瘤的超声造影表现特征分析[J]. 肿瘤影像学, 2020, 29(4):385-389.
[19] Tanabe S, Sugino S, Ichida K, et al. Primary peritoneal carcinosarcoma with metastasis to the umbilicus and pancreas[J]. Cureus, 2022, 14(1):e21309.
[20] Yang Y, Zhu X, Xie Y, et al. Metastasis to the pancreas from ductal carcinoma in situ of breast cancer: a case report and review of literature[J]. Altern Ther Health Med, 2022, 28(6):150-155.
[21] Palmowski M, Hacke N, Satzl S, et al. Metastasis to the pancreas: characterization by morphology and contrast enhancement features on CT and MRI[J]. Pancreatology, 2008, 8(2):199-203.
[22] 杨道辉, 韩序, 张琪, 等. 胰腺神经内分泌肿瘤CEUS表现与病理学分级的相关性研究[J]. 肿瘤影像学, 2021, 30(4):237-244.

第四节·胰腺淋巴瘤

胰腺非上皮性恶性肿瘤较少见，胰腺淋巴瘤更为罕见，仅占胰腺肿瘤的0.5%[1]，包括原发性和继发性，前者男性发病率高于女性，以中老年患者为主，平均年龄60岁。胰腺淋巴瘤可能与遗传、病毒感染、环境因素或继发于其他恶性肿瘤等有关，肝炎病毒、疱疹病毒、HIV等也可能与胰腺淋巴瘤的发病有关。

一、病理表现

胰腺淋巴瘤病理特点及分型与淋巴结内淋巴瘤无差异，以非霍奇金淋巴瘤为主。原发性胰腺淋巴瘤病理大多为弥漫大B细胞淋巴瘤，还可为间变性大细胞淋巴瘤。

显微镜下表现

胰腺淋巴瘤活检样本表现为弥漫性生长的淋巴样细胞增生，细胞核多呈中心或下杆形，细胞质呈浅蓝色或淡紫色。根据光学显微镜特点及免疫组织化学、流式细胞仪等检查可进一步分类及进行亚型诊断。胰腺淋巴瘤的免疫组织化学检查表现为CD20在细胞膜呈阳性，B细胞特异性激活蛋白5及Ki-67细胞核阳性。

二、临床表现

胰腺淋巴瘤的临床表现以腹痛为主，部分患者可伴黄疸及不同程度的消化不良、恶心、呕吐等症状，晚期常有发热、盗汗、体重下降等全身性反应[2]。体格检查：多数患者可触及上腹部包块。胰腺淋巴瘤患者血清CA19-9、CA125、癌胚抗原（CEA）多在正常范围，鉴别意义不大。部分患者可有LDH及$β_2$-微球蛋白升高[3]。

三、影像学表现

（一）超声表现

1. 常规超声

胰腺淋巴瘤可发生在胰腺各个部位，以胰头较为常见，胰体及胰尾相对少见[4]。胰腺淋巴瘤也可以发生在全胰腺，造成胰腺弥漫性肿大。胰腺淋巴瘤一般较大，70%的胰腺淋巴瘤的直径>6 cm，也有部分患者肿块直径>10 cm[5]。弥漫性病灶可见胰腺弥漫性肿大。胰腺淋巴瘤一般为低回声占位，内部回声不均，可见点、条状和网格状稍高回声。常不表现为钙化及坏死。胰腺淋巴瘤形态欠规则，边界尚清或与周边胰腺实质分界不清。彩色多普勒血流成像（CDFI）

显示病灶周边常可见粗大彩色血流信号。胰腺淋巴瘤可浸润胰管，但也没有胰管的明显扩张，仅可见胰管轻度扩张。

2.超声造影

以往有研究表明，胰腺淋巴瘤肿块超声造影动脉期呈不均匀高增强，后快速消退，延迟期呈筛网样改变。超声造影在诊断节外淋巴瘤时的确存在一定难度，但节外淋巴瘤同样具有淋巴瘤的一些特征性超声表现，超声造影延迟期"筛网样"改变是诊断淋巴瘤的重要依据[6]。胰腺淋巴瘤的确诊主要依赖病理结果，超声引导下粗针穿刺活检是明确病灶性质最简便、有效的手段，在超声实时引导下，穿刺针能充分避开重要血管和肠管等器官，精准到达靶目标；超声造影术前评估肿块整体情况，能够有效确定肿块有无坏死及具体位置，为精准、有效获取有价值的病理组织提供重要帮助。

（二）CT表现

胰腺淋巴瘤一般表现为较大的肿块，与正常胰腺实质相比，CT平扫呈等或稍低密度，密度均匀。增强扫描动脉期肿瘤强化不明显，大多表现为轻度均匀强化；静脉期增强扫描病变部位强化程度稍增高，呈现"渐进性强化"，强化程度低于正常胰腺[7]。部分肿瘤可见包绕邻近大血管及其分支，肿瘤内血管走行自然，未见狭窄、受侵，表现为"血管漂浮征"[8]。

（三）MRI表现

T1WI上肿瘤呈低信号，T2WI呈等或高信号[9]，胰管多表现为不扩张或仅轻度扩张，与胰腺周围大血管相邻，但无浸润、包绕表现。增强扫描中胰腺淋巴瘤表现为轻中度均匀强化，坏死、钙化较少见。DWI上肿瘤呈明显高信号，肿瘤ADC值明显低于正常胰腺组织。

典型病例

病例 1

[病史]

患者，男性，75岁，因"上腹饱胀3个月，皮肤、巩膜黄染20天"入院。患者于3个月前出现上腹饱胀，20天前出现皮肤、巩膜黄染，外院CT平扫示胰腺钩突占位。我院CT平扫+增强提示胰腺钩突部占位，MT可能性大，侵犯十二指肠降部，累及胃、十二指肠动脉，门静脉主干受累可能性大；肝内外胆管、主胰管扩张；胆囊增大；右肾结石，腹膜后稍大淋巴结。现为进一步诊治，门诊以"上腹饱胀3个月余，皮肤、巩膜黄染20天余"收入院。

患病以来，患者精神、睡眠可，二便无殊，体重无明显变化。

既往史：有青霉素过敏史。

[超声表现]

胰头部见 52 mm×44 mm 低回声实质团块，边界不清，形态不规则，CDFI 显示未见明显彩色血流信号。主胰管扩张，内径约 4 mm（门静脉前方）（图 2-12a）。门静脉前方胰体厚度 14 mm。超声造影：注射超声造影剂后，胰头病灶 14 s 开始增强，呈整体不均匀低增强，21 s 达峰值，峰值时强度低于周围腺体，28 s 开始消退，静脉期和延迟期始终呈低回声。超声剪切波弹性成像：肿块内弹性 Vs=1.24~1.54 m/s，周边腺体（门静脉前方）弹性 Vs=0.82~0.84 m/s。注射超声造影剂后，胰头病灶动脉期 14 s 开始增强，呈整体不均匀低增强，21 s 达峰值，峰值时强度低于周围腺体（图 2-12b），静脉期和延迟期均表现为低回声（图 2-12c）。

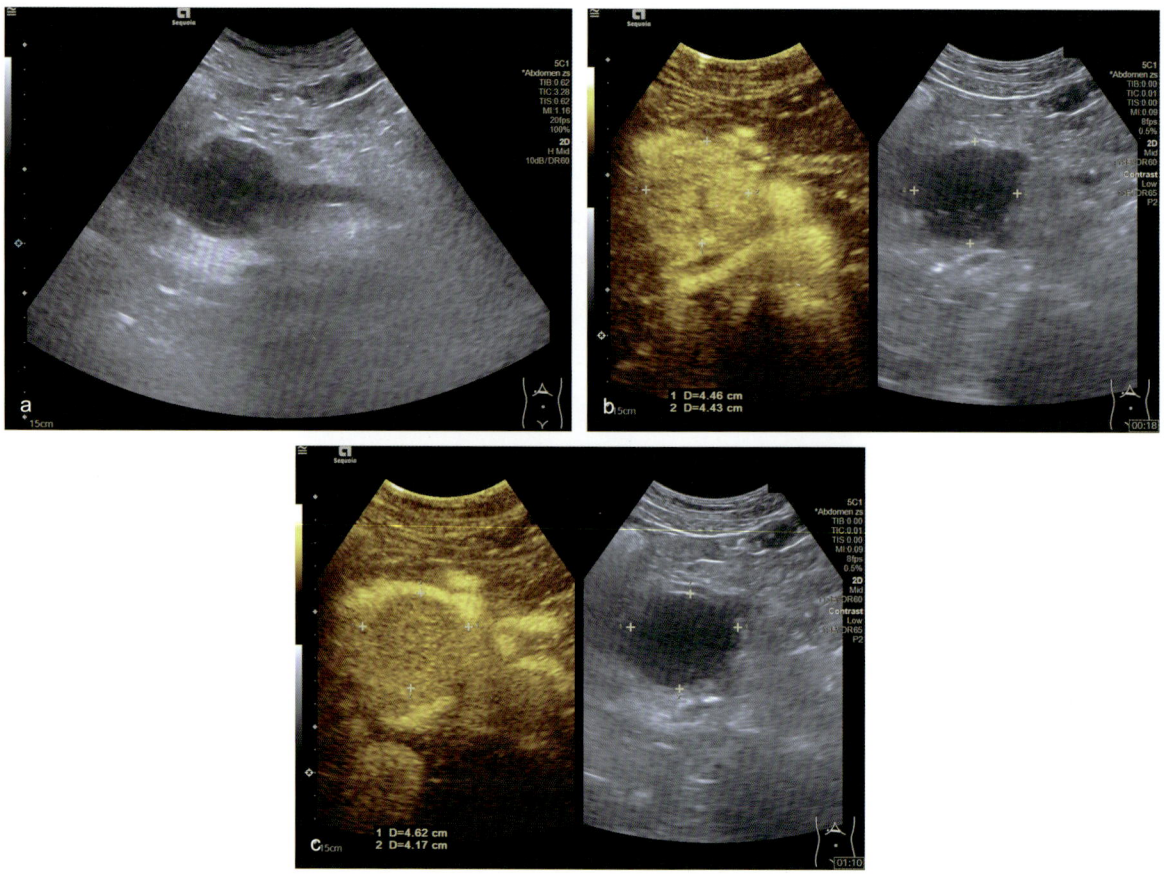

图 2-12　病例 1 超声表现

[CT/MRI 表现]

CT 提示胰腺头部及钩突部见混杂密度肿块影，大小约 50 mm×42 mm，增强见不均匀轻度强化，局部与十二指肠分界欠清，肿块包绕胃、十二指肠动脉，管腔纤细；门静脉主干受压，局部与肿块分界欠清。

MRI 提示胰腺头部及钩突部见肿块影，大小约 50 mm×42 mm，T1WI 呈低信号，T2WI 呈稍低信号，DWI 呈高信号，ADC 值显著低于胰腺正常组织，增强见不均匀轻度延迟强化，增强强化程度低于胰腺实质,远段胰管扩张及胰体尾稍萎缩,胆总管及肝内胆管明显扩张,胆囊增大,其内见充盈缺损。下腔静脉受压(<180°),肠系膜上静脉似见充盈缺损,胃十二指肠动脉属支受包绕,局部显示欠清,门静脉主干部分被包绕。胰周及腹膜后多发淋巴结,部分稍大,DWI呈高信号。

[手术病理]

(1) 术中所见:肿瘤位于胰头部,直径约5 cm,边界清晰光滑,质地硬,与胰腺导管腺癌的大体表现不符合,遂行胰头肿块穿刺活检,结果提示:镜下见弥漫片状增生异型细胞,无明确腺管形成,普通型腺癌证据不充分,需与片巢状生长的神经内分泌肿瘤、未分化癌及淋巴瘤相鉴别,冰冻切片较难进一步诊断。

(2) 术后病理:镜下见弥漫片状增生异型细胞,无明确腺管形成,结合免疫组化结果,考虑B细胞淋巴瘤,弥漫大B细胞型(non-GCB)。

病例 2

[病史]

患者,女性,62岁,因"腹胀伴呕吐1个月"入院。患者1个月前因进食油腻食物后运动时出现中下腹腹胀,伴恶心、呕吐胃内容物,后自行好转,未予以特殊处理。后于当地医院就诊时行腹部超声检查,提示胰体部背侧低回声肿块,大小约40 mm×36 mm。腹部CT检查提示胰颈部实质占位,考虑神经内分泌瘤?外生性恶性肿瘤?胰腺实性假乳头状瘤?后至上级医院就诊,行PET-CT检查,提示胰头不规则软组织低密度肿块,FDG代谢异常增高,腹膜后小淋巴结未见FDG代谢增高,考虑MT可能。现患者为求进一步诊治,遂至我院就诊。

入院后查肿瘤标志物甲胎蛋白、癌胚抗原、CA19-9、CA50、神经元特异性烯醇化酶(NSE)均为阴性。

[超声表现]

胰腺实质回声密集增强,胰颈部见39 mm×39 mm低回声团块,边界清,形态规则(图2-13a),CDFI显示病灶周边见粗大彩色血流信号。超声剪切波弹性成像注射超声造影剂后,显示胰颈部病灶动脉期呈整体均匀高增强(图2-13b),静脉期和延迟期始终呈等回声改变(图2-13c、d),病灶周边始终可见环状高增强,延迟期病灶呈筛网状消退。

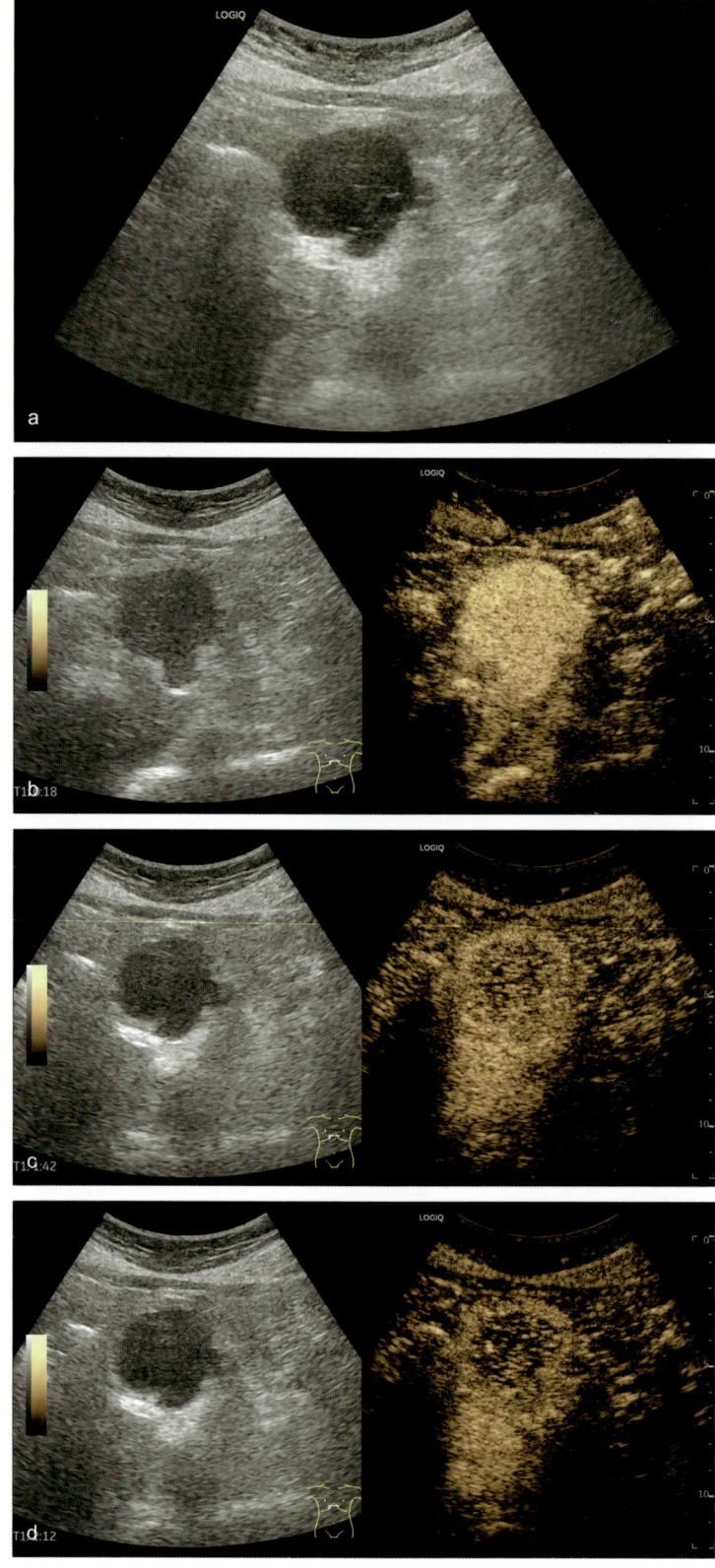

图 2-13　病例 2 超声表现

[MRI表现]

胰颈部见范围约40 mm×37 mm团块状异常信号影，T1WI呈稍低信号，T2WI呈稍高信号，DWI呈高信号，ADC信号减低。注射造影剂后，动脉期病灶轻度增强呈相对低信号。腹腔干、脾静脉受推压。考虑胰颈部神经内分泌肿瘤可能。

[手术病理]

（1）术中所见：该患者行胰体尾部切除术联合脾脏切除术，术中见胰颈部直径约4 mm肿块，边界清。术中冰冻病理切片提示：胰腺上皮样细胞肿瘤，胰腺切缘未见肿瘤累及。

（2）术后病理：上皮样细胞肿瘤，结合免疫组化结果，考虑弥漫性大B细胞性淋巴瘤，GCB型。

病例 ❸

[病史]

患者，男性，33岁，因"腹痛1周余"入院。患者1周前因腹痛伴皮肤、巩膜黄染，伴陶土色便及浓茶色便，偶有恶心，无呕吐、寒战、发热等不适，就诊于当地医院行CT检查提示：胰头钩突占位性病变，倾向胰腺恶性占位可能。后患者为求进一步诊治，遂至我院就诊。

患病以来，患者食欲、睡眠可，近1周体重减少5 kg。

入院后查总胆红素291.3 μmol/L、ALT 539 U/L、AST 230 U/L、淀粉酶265 U/L、脂肪酶291.3 U/L。

[超声表现]

胰腺钩突隐约见38 mm×29 mm低回声团块，边界不清，形态不规则（图2-14a），CDFI显示未见明显彩色血流信号。注射超声造影剂后，显示该病灶动脉期、静脉期及延迟期始终呈稍低增强（图2-14b~d）。

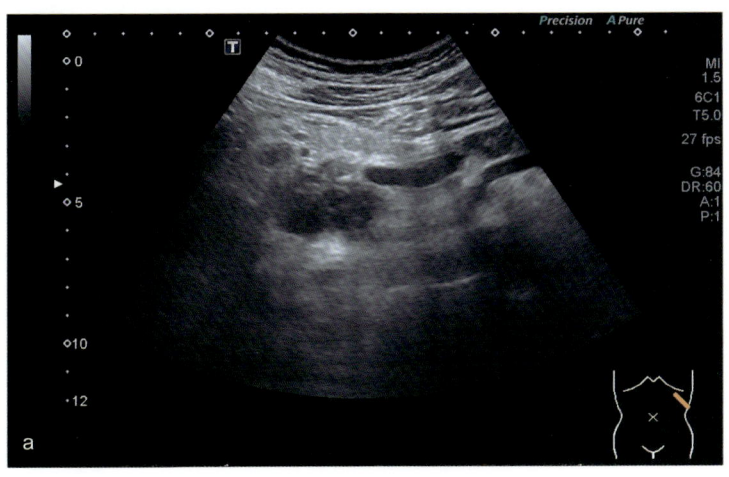

图2-14　病例3超声表现

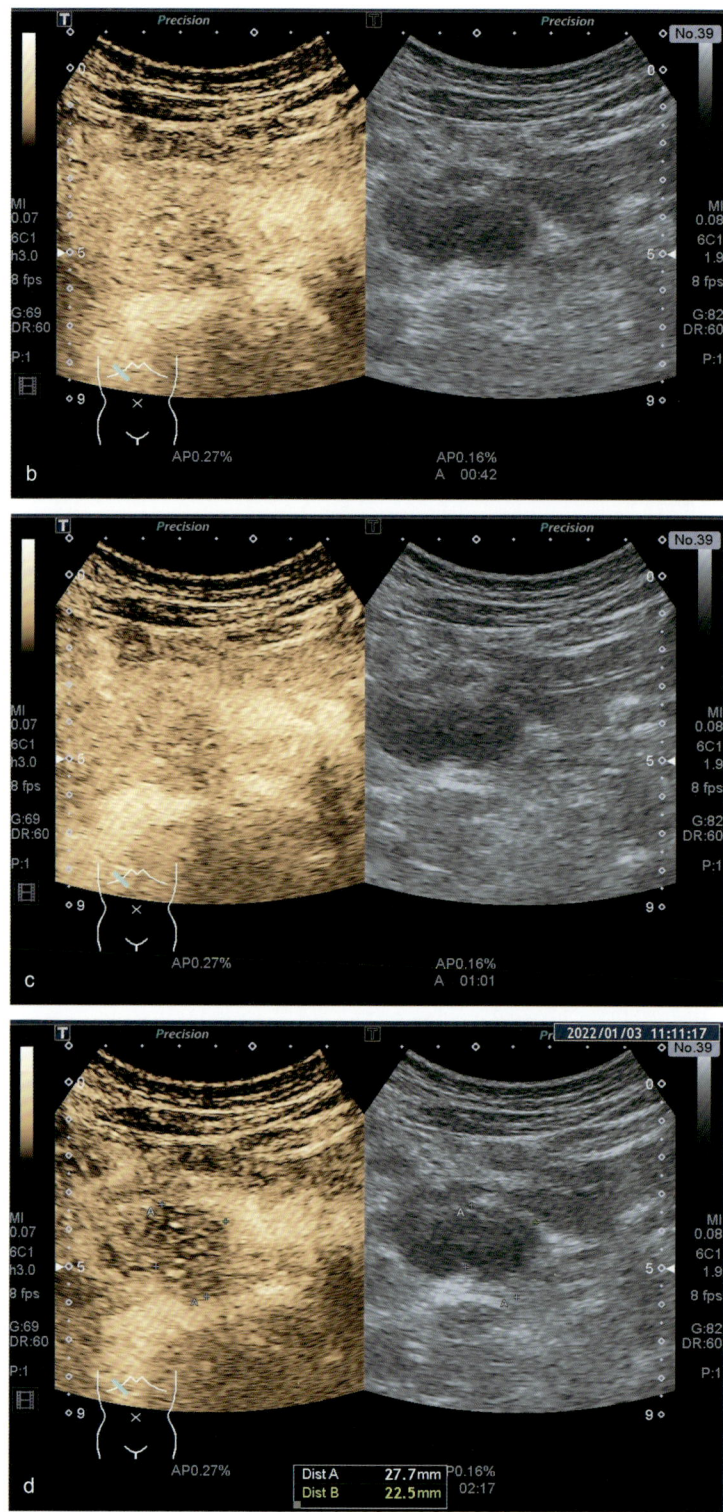

图2-14(续) 病例3超声表现

[MRI表现]

胰腺钩突见25 mm×22 mm肿块回声，T1WI呈低信号，T2WI呈稍高信号，DWI呈高信号，ADC呈低信号。腹膜后见多发大小不一的肿块。注射造影剂后，显示胰腺钩突病灶动脉期呈边缘结节状强化，静脉期和延迟期逐渐向内充填。考虑淋巴瘤可能。

[PET-CT表现]

胰头区见糖代谢异常增高结节，大小约24 mm×22 mm，平均CT值为40 Hu，最大SUV值为10.3。腹膜后、肠系膜根部、右侧膈脚后见多发糖代谢异常增高的肿大淋巴结，部分融合成团，大者约44 mm×37 mm。诊断：胰腺钩突实质占位，周围多发淋巴结肿大，考虑淋巴瘤。

[手术病理]

(1) 术中所见：胰腺钩突见37 mm×23 mm低回声团块，边界不清，形态不规则，内回声分布不均匀。十二指肠降部腔外可见肿大淋巴结，最大约26 mm×16 mm。用22G穿刺针对胰腺肿块进行穿刺，共3次，穿刺出少量血性液体及组织条。

(2) 术后病理：增生淋巴细胞以B淋巴细胞为主，Ki-67指数较高，B细胞淋巴瘤可能。

病例 4

[病史]

患者，男性，68岁，因"中上腹轻度疼痛1周"入院。患者1周前无明显诱因出现中上腹轻度疼痛，呈阵发性，无明显加强缓解因素，无呕吐、黑便、腹泻等不适。患者至当地医院就诊，行腹部CT提示：胰头部占位，考虑SPT或微囊腺瘤可能。脾内见多发占位，考虑转移瘤可能。患者为求进一步诊治，遂至我院就诊。

患病以来，患者精神、睡眠可，大小便未见明显异常，体重未见明显减轻。

入院后查CA19-9：38 U/mL，CA125：26.3 U/mL。

[超声表现]

胰腺钩突见36 mm×27 mm稍低回声团块，边界尚清，形态尚规则，内见散在小片状无回声区（图2-15a），CDFI显示未见明显彩色血流信号（图2-15b）。注射超声造影剂后，显示胰腺钩突病灶始终与周围胰腺实质同步增强、同步减退（图2-15c~e）。

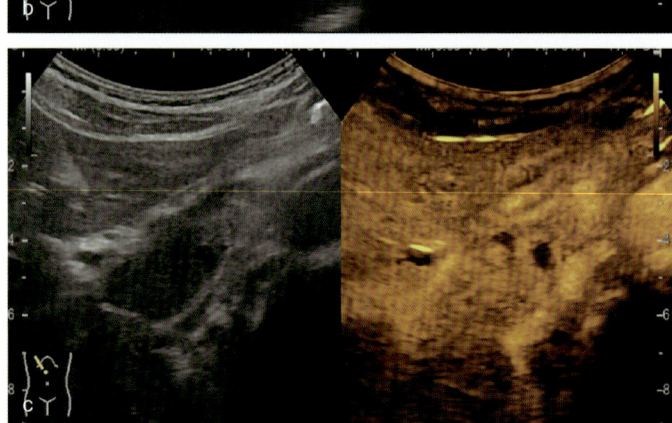
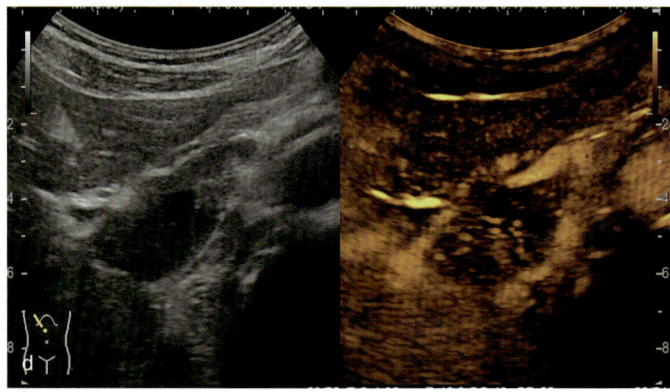

图 2-15　病例 4 超声表现

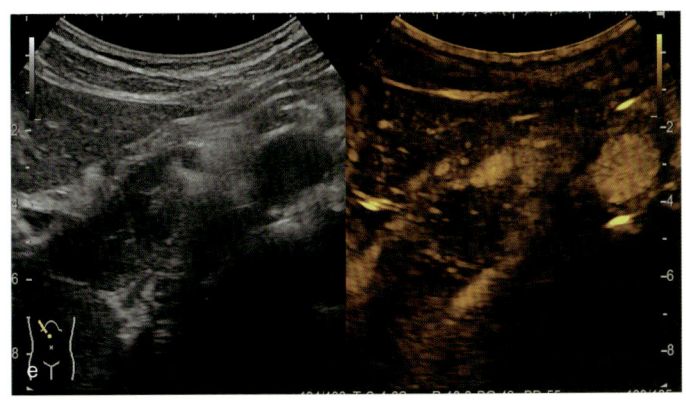

图2-15（续） 病例4超声表现

[CT表现]

胰腺钩突见26 mm×21 mm低密度影，增强后可见壁轻度强化，壁厚薄不均，较厚处约15 mm。腹膜后见多发肿大淋巴结，最大14 mm×12 mm。诊断：胰腺钩突囊实性占位，考虑囊腺瘤可能。

[MRI表现]

胰腺钩突见类圆形异常信号灶，大小约22 mm×17 mm，T1WI呈稍低信号，T2WI呈高信号，增强后未见明显强化。诊断：胰腺钩突囊性灶，考虑胰腺囊腺瘤可能性大。

[手术病理]

(1) 术中所见：该患者行胰十二指肠切除术，术中见胰头部直径约30 mm肿块，质地硬，活动度欠佳，病灶未侵犯胰周组织。术中冰冻病理切片提示：病灶内见大片坏死伴出血及胆固醇结晶形成，部分区域见纤维组织增生，淋巴细胞浸润，未见明确恶性肿瘤证据。

(2) 术后病理：胰腺病变处见大片坏死，残留少量大型淋巴细胞，符合弥漫大B细胞淋巴瘤。

[分析与讨论]

(1) 胰腺癌：胰腺淋巴瘤的临床表现、实验室检查及影像学均无明显特异性，常与胰腺导管腺癌混淆。两者病灶部位、内部回声及血供方面无显著性差异，而在病灶大小、胆管和胰管扩张，以及腹膜后淋巴结肿大方面有显著性差异，胰腺淋巴瘤肿块体积更大，伴胆管、胰管扩张少，多伴腹膜后淋巴结肿大[7]。胰腺淋巴瘤患者血清CA19-9、CEA多在正常范围，胰腺癌患者CA19-9、CEA可见升高。胰腺癌为乏血供肿瘤，动脉期呈低增强，强化不均匀。胰腺淋巴瘤肿块超声造影动脉期呈不均匀高增强，后快速消退，延迟期呈筛网样改变。

(2) 自身免疫性胰腺炎：自身免疫性胰腺炎多数表现为胰腺弥漫性肿大伴主胰管狭窄。自身免疫性胰腺炎的超声造影常表现为动脉期高增强或等增强，延迟期等增强表现。自身免疫性胰腺炎常伴γ球蛋白和IgG4增高。

（3）胰腺结核：胰腺淋巴瘤与胰腺结核鉴别有一定困难，两者都伴胰周淋巴结肿大。胰腺结核一般有低热、盗汗、乏力、消瘦等临床症状，且T-SPOT一般为阳性，而胰腺淋巴瘤一般症状不明显，有时仅有上腹痛，且血化验指标不典型[10]。胰腺肿块伴结核菌素试验强阳性的患者高度怀疑胰腺结核，但仍需病理组织学确诊。

（董怡　蒋珺　邱艺杰）

参考文献

[1] Blouhos K, Boulas K A, Paraskeva A, et al. Obstructive jaundice as primary presentation of a stage IIE Non-Hodgkin lymphoma: a decision making process between advanced lymphoma and locally advanced/metastatic pancreatic adenocarcinoma[J]. Int J Surg Case Rep, 2018, 44:226-229.

[2] 曲双, 廖丽昇, 林芸, 等. 以急性胰腺炎为首发症状的胰腺淋巴瘤临床特征研究[J]. 白血病·淋巴瘤, 2013, 22(11):665-667, 670.

[3] Savopoulos C G, Tsesmeli N E, Kaiafa G D, et al. Primary pancreatic anaplastic large cell lymphoma, ALK negative: a case report[J]. World J Gastroenterol，2005, 11(39):6221-6224.

[4] Mishra M V, Keith S W, Shen X, et al. Primary pancreatic lymphoma: a population-based analysis using the SEER program[J]. Am J Clin Oncol, 2013, 36(1):38-43.

[5] Tuchek J M, De Jong S A, Pickleman J. Diagnosis, surgical intervention, and prognosis of primary pancreatic lymphoma[J]. Am Surg, 1993, 59(8):513-518.

[6] 胡小玲, 潘敏强, 黄品同, 等. 超声造影联合超声引导下胰腺肿块粗针穿刺活检术确诊原发性胰腺Burkitt淋巴瘤一例[J]. 实用肿瘤杂志, 2021, 36(01):73-75.

[7] Li Z, Zhang S, Vasdani N, et al. Clues for diagnosing primary pancreatic lymphoma[J]. Case Rep Gastroenterol, 2012, 6(2):438-445.

[8] 陈康, 陈家飞, 黄浩钊, 等. 原发性胰腺淋巴瘤CT特征及增强特点[J]. 局解手术学杂志, 2016, 25(12):905-908.

[9] Fujinaga Y, Lall C, Patel A, et al. MR features of primary and secondary malignant lymphoma of the pancreas: a pictorial review[J]. Insights Imaging, 2013, 4(3):321-329.

[10] 郑杰, 杨琰昭. 原发性胰腺弥漫性大B细胞淋巴瘤的影像学表现[J]. 浙江实用医学, 2022, 27(01):62-65, 72.

第五节 · 儿童胰腺母细胞瘤

胰腺母细胞瘤（pancreatoblastoma，PB）是一种非常罕见的胰腺恶性上皮肿瘤，可发生于任何年龄，但最常见于年龄低于10岁的儿童。PB发病率较低，占所有胰腺肿瘤的0.16%~0.50%，但其确是儿童最常见的恶性肿瘤之一，约占所有幼儿胰腺肿瘤的25%[1]。Becker等于1957年首次报道该病至今，全球儿童胰腺母细胞瘤患者仅200余例。

一、病理表现

1. 大体观

胰腺母细胞瘤肉眼可见，通常为体积较大的孤立性肿块，平均直径8 cm（范围为1.8~30 cm），边界清晰，周围可见包膜。剖面上，肿瘤呈分叶状，质地较软，可见黄色至褐色肉质小叶，内可见致密纤维分隔，部分病灶可出现囊性变、出血和坏死。

2. 显微镜下表现

显微镜下，PB由致密纤维带分隔的细胞小叶组成，小叶之间的致密纤维带由含有不同数量胶原蛋白的纺锤状细胞组成。肿瘤主要表现为腺泡分化，其内亦可见导管、神经内分泌和间质分化。有细胞的实质区与腺泡分化区交替出现。腺泡单位由小细胞组成，颗粒状细胞质排列在中央腔室周围。细胞核呈圆形或卵圆形，核仁单个且突出[2]。

PB的组织学特征是鳞状巢。鳞状巢包括上皮样细胞组成的岛状巢及由纺锤形细胞组成的轮状巢，伴有一定程度角化。鳞状巢的细胞与周围的腺泡细胞不同，通常比周围腺泡细胞大，具有丰富的嗜酸性细胞以清除细胞质，无细胞学异型性。鳞状巢的数量在同一肿瘤内不同区域及不同病例间存在差异[3]。

二、临床表现

PB缺乏特异性临床表现，腹痛、腹部肿块是最常见的临床症状。位于胰头的病灶可以压迫胆管造成肝内外胆管扩张出现黄疸，压迫胰管可出现腹痛、恶心、呕吐等症状，压迫十二指肠可引起上消化道梗阻。对于PB患者，手术切除是唯一可以根治的治疗方式，主流的手术方式为胰十二指肠切除术及胰体尾部联合脾脏切除术，在儿童患者中，若联合有效化疗，保留十二指肠及脾脏亦有一定安全性及可行性[4]。据报道，68%的儿童PB患者可见甲胎蛋白（AFP）升高，绝大多数成年人患者的肿瘤标志物水平通常在正常范围内。虽然AFP不是PB的特异性肿瘤标志物，但在治疗和随访过程中是一个较好的肿瘤负荷监测指标，可作为治疗前常规检测项目。手术治疗后，AFP逐渐恢复至正常水平，文献报道67%的PB患者出现AFP升高，而术前

AFP升高的患者，术后或随着治疗，AFP可恢复到正常水平。PB具有转移或局部浸润的生长特性，超过一半的患者出现局部浸润或远处转移。针对不可手术切除、复发、残留或远处转移的患者，可以接受放化疗。PB患者预后较差，能手术切除的患者，5年生存率可达65%，若患者肿瘤无法完全切除或出现远处转移，5年生存率极低，成年人PB患者预后较儿童更差。

三、影像学表现

（一）超声表现

胰腺母细胞瘤可以发生于胰腺任何部位，最常见的病灶是胰头肿块，多呈单发，病灶直径为2~10 cm。PB病灶一般形态较规则，边界较清，位于胰头的PB病灶压迫胆管及胰管时可以看到三系扩张。通过超声图像基本能判断病灶来源于胰腺，但是对于较大的外生型病灶，判断其与胰腺的关系仍存在一定困难。PB可以出现局部浸润及远处转移，常侵犯周围腹膜及包绕血管，常见的转移部位为肝脏、周围淋巴结、胰周邻近脏器等。文献报道48%的PB发生钙化，通常呈点状、簇状或曲线样。同时较大的PB病灶容易发生出血、坏死及囊性变。

由于PB病灶内部特征多样，其在超声图像上表现具有多样性，病灶形态规则，周围可见纤维包膜，实质占位表现为胰腺区域内实性不均匀回声团块，当病灶内出现出血、坏死或囊性变时，病灶表现为囊实性占位或实性病灶内可见液性暗区。彩色多普勒超声示肿块内部可见较丰富血流信号。PB最常见于儿童，目前超声造影在儿童的应用尚存在一定争议，其超声造影表现未见报道。

（二）CT表现

CT可以清晰显示PB病灶及其与周围结构的关系，PB病灶在CT影像上常表现为胰腺实质内或胰周的低密度肿块，病灶边界清晰，可见包膜，部分病灶内部可见高密度的钙化灶。当病灶较大时，内部常出现坏死或囊性变，表现为腹腔内巨大实质性或囊实性占位，压迫周围实质脏器及胃肠道。对PB病灶内部特征的变化，其在增强CT上的表现出现差异，当病灶为完全实质病灶时，动脉期可表现为均匀强化，当病灶内部成分不均匀时，肿块呈不均匀强化，增强方式可以表现为轮辐状或渐进性强化，静脉期实性部分强化程度接近正常胰腺实质[5]。动脉期肿块边缘可见多发、迂曲、细小的供血动脉是PB的另一特征，部分血管延伸入肿块内。

（三）MRI表现

目前关于PB病灶MRI表现的文献报道较少，T1WI通常呈等低信号，T2WI呈等或稍高信号，亦有报道病灶在T2WI呈混杂信号。PB为恶性肿瘤，在DWI图像上表现为高信号，ADC图像上呈低信号。有少量病例报道PB的增强MRI表现，发现病灶呈渐进性强化，静脉期病灶增强程度与周围胰腺实质基本呈等回声[6]。

（董怡　王诗雯　魏丽）

参考文献

[1] Dhebri A R, Connor S, Campbell F, et al. Diagnosis, treatment and outcome of pancreatoblastoma[J]. Pancreatology, 2004, 4(5):441-451, discussion 52-53.

[2] Kim H, Jang M, Park Y N. Histopathological variants of hepatocellular carcinomas: an update according to the 5th edition of the WHO classification of digestive system tumors[J]. J Liver Cancer, 2020, 20(1):17-24.

[3] Omiyale A O. Adult pancreatoblastoma: current concepts in pathology[J]. World J Gastroenterol, 2021, 27(26):4172-4181.

[4] Picado O, Ferrantella A, Zabalo C, et al. Treatment patterns and outcomes for pancreatic tumors in children: an analysis of the National Cancer Database[J]. Pediatr Surg Int, 2020, 36(3):357-363.

[5] Sheng M, Zhang R, Ma X, et al. CT manifestations of childhood pancreatoblastoma[J]. World J Pediatr Surg, 2022, 5(3):e000398.

[6] Zhang X, Ni S J, Wang X H, et al. Adult pancreatoblastoma: clinical features and imaging findings[J]. Sci Rep, 2020, 10(1):11285.

第三章
常见胰腺良性肿瘤的超声造影表现

第一节·胰腺导管内乳头状黏液性肿瘤

胰腺导管内乳头状黏液性肿瘤（intraductal papillary mucinous neoplasm，IPMN）约占胰腺囊性肿瘤的60%，是以胰腺导管上皮异常增生并分泌大量黏液为特征的一类病变，可累及主胰管、分支胰管或两者同时受累[1]。IPMN好发于老年人（平均年龄约60岁），且男性较为多见。大多数IPMN患者缺乏典型症状，常因其他原因行腹部影像学检查时偶然发现。近年来，随着影像学技术的发展与成熟，IPMN的检出率呈上升趋势。

IPMN的治疗策略及预后与发病部位和细胞异型增生的程度密切相关，术前精准诊断IPMN以及诊断其分型至关重要，直接影响后续治疗方法的选择和患者预后的改善[2]。超声造影作为可以实时、动态观察病灶血流动力学的影像学工具，在胰腺肿瘤诊断方面的应用逐渐增加。在临床应用过程中，超声造影通过与常规灰阶超声结合有助于IPMN的早期发现、准确定位及识别IPMN恶变的风险，为临床决策提供相关依据[3]。

一、病理表现

2019年WHO根据上皮细胞的异型性和生物学进展，将IPMN分为低级别异型增生、高级别异型增生、相关浸润性癌3类。IPMN可发生在主胰管和（或）其分支的任何部位，大多位于胰头部，约40%的病例病灶分布为多中心性[4]。

1. 大体观

大体检查可见胰腺内胰管扩张，肿瘤呈乳头状或菜花状向主胰管或主要分支胰管内延伸。

2. 显微镜下表现

IPMN扩张的导管内衬覆黏液柱状上皮，上皮细胞伴有不同程度的异型性，根据主要结构和细胞分化情况可分为3型：胃型、肠型及胰胆管型。胃型约占70%，衬覆上皮常为低级别异型增生，核位于基底部且异型性较小，常为单层，细胞形态类似于胃陷窝上皮，缺乏核分裂；肠型约占20%，衬覆上皮常为高级别异型增生，乳头较长，呈绒毛状，核呈长形，可见核多形性及核分裂，容易进展为胶样癌；胰胆管型衬覆上皮常为高级别异型增生，常为多分支结构乳头，细胞核单层多见，细胞极性完全消失，核分裂易见，常表现出不同程度的异型性。与肠型不同，胃型和胰胆管型更倾向于进展为导管腺癌[5]。

二、临床表现

IPMN好发于老年人，伴有浸润性癌的IPMN患者通常较不伴有浸润性癌的患者年长。IPMN发病隐匿，临床表现缺乏特异性，临床症状主要取决于胰腺导管的扩张程度和黏液量，症状主要有腹痛、腹胀、黄疸、腹泻等[6]。

根据病灶的发生部位，IPMN可分为主胰管型（main-duct，MD）、分支胰管型（bruch-duct，BD）和混合型（mixed-type，MT），其中以MD-IPMN和BD-IPMN多见，MT-IPMN较少见。

2012年国际胰腺病协会提出了在影像学图像上IPMN恶变的"相对危险因素"（建议进一步检查）和"绝对危险因素"（建议手术切除）两个概念。IPMN恶变的相对危险因素包括囊肿直径≥3 cm、囊壁增厚增强、主胰管直径5~9 mm、非强化的附壁结节、胰管内不连续改变伴远端胰腺萎缩、淋巴结肿大。绝对危险因素包括胰头部囊肿伴梗阻性黄疸、强化的附壁结节、主胰管直径≥10 mm。

IPMN不伴有浸润性癌的患者通常是可以治愈的，手术切除后病理结果显示为低级别或高级别异型增生的患者，其5年生存率分别可高达100%、85%~95%。伴浸润性癌的患者则预后较差，5年生存率为36%~90%，生存率差异主要取决于浸润性癌的组织学类型和病灶大小。

三、影像学表现

（一）超声表现

IPMN根据声像图的不同，可分为单房囊性型、多房囊性型、实性型和主胰管型4种类型。单房囊性型表现为胰腺局灶性囊性病灶，病灶与扩张的胰管相通，囊腔内透声差，部分囊壁可见大小不等的附壁结节；多房囊性型最为常见，病灶呈多房囊性结构，可见厚薄不均的分隔带回声或附壁结节，囊性病灶与主胰管相通；实性型表现为与胰管相连的实性或以实性为主的结节，其远端胰管扩张；主胰管型表现为主胰管明显扩张，管腔内透声差，可见附壁结节，主胰管外未见明显病灶。IPMN病灶多无明显血流信号，部分分隔或附壁结节上可测及少许点状彩色血流信号。

（二）CT表现

IPMN主胰管型CT平扫表现为胰管弥漫性或局限性扩张，部分可见附壁低密度结节影，增强扫描可见附壁结节有强化表现；分支胰管型和混合型呈局限性低密度灶，增强扫描病灶内可见分隔样强化。

（三）MRI表现

IPMN主胰管型MRI表现为胰管的弥漫性或局限性扩张，部分可见沿着导管壁生长的结节信号灶。分支胰管型呈葡萄串状、囊状长T1、长T2信号灶，囊内可见厚薄不一的分隔及附壁结节，增强扫描时囊壁、分隔及附壁结节可见明显强化。MRCP可发现病灶与主胰管相通。

典型病例

病例 1

[病史]

患者，男性，65岁，2年前因单位体检发现胰腺占位性病变，后至我院就诊，查胰腺平扫+增强CT提示胰腺多发IPMN可能性大；上腹部MRI平扫+增强+DWI+MRCP提示胰腺多发IPMN；血清学肿瘤标志物水平均无异常。遂暂不考虑手术治疗，予以密切随访。后回当地，每3~6个月行CT/MRI及肿瘤标志物检查，1年半前示CA19-9轻度升高，患者未予以重视，当地医院嘱继续随访观察，且指标长期维持在轻度升高水平。为求进一步诊治，再次就诊我院，查血CA19-9：39.2 U/mL；上腹部MRI平扫+增强+DWI+MRCP示胰腺多发IPMN，较前稍增大，胰管扩张较前明显，局部恶变可能。患者精神、食纳及睡眠可，体重无明显下降。入院诊断考虑胰头恶性肿瘤。

[超声表现]

胰头钩突部见28 mm×22 mm无回声团块（图3-1a），边界尚清，形态不规则，与主胰管相通，内见稍高回声分隔，CDFI显示未见明显彩色血流信号。主胰管扩张，内径约3.2 mm（门静脉前方）（图3-1b）。超声剪切波弹性成像：肿块内实质部分弹性Vs=1.4 m/s，周边腺体（门静脉前方）弹性Vs=0.59~0.65 m/s（图3-1c）。超声提示：胰腺钩突部囊实性占位，考虑IPMN可能；主胰管扩张。

[CT/MRI表现]

CT提示胰头钩突及体尾部见多发囊性低密度灶，胰头病灶较大，境界不清，可见分隔，最大截面约3.1 cm×2.5 cm，均与主胰管相通，增强后分隔可见明显强化，主胰管轻度扩张，胰腺周围未见明显肿大淋巴结影。CT提示：胰腺多发IPMN，较前稍增大，胰管扩张较前明显。

MRI提示胰腺头部和体尾部多发囊性灶,最大位于胰头部,信号欠均匀,边界清,大小约3.6 cm×2.8 cm,动脉期分隔可见强化,诸囊性病变与扩张的主胰管相通。MRI提示:胰腺多发IPMN,较前稍增大,胰管扩张较前明显,局部恶变可能。

[手术病理]

(1) 术中所见:肿瘤位于胰头区,直径约4 cm,囊性。无腹水,腹盆腔、系膜、网膜、肝脏未见转移灶及种植灶。松解胆囊及肝十二指肠韧带表面脂肪,行扩大Kocher切口,显露左肾静脉及肠系膜上动脉根部,肿瘤未累及肠系膜上动静脉。

(2) 术中诊断:胰头囊性肿瘤,考虑肿瘤可切除,决定行胰十二指肠切除术。

(3) 术后病理:胰腺导管内乳头状黏液性肿瘤(IPMN)伴上皮轻-中度异型增生。胰腺切缘部分区导管上皮轻度异型增生。

[分析与讨论]

患者为老年男性,其肿瘤标志物CA19-9长期处于轻度升高水平;超声提示胰腺钩突部囊实性占位,其剪切波弹性升高;CT及MRI均提示胰腺多发IPMN可能,较大者位于胰头部;故考虑胰腺IPMN可能。

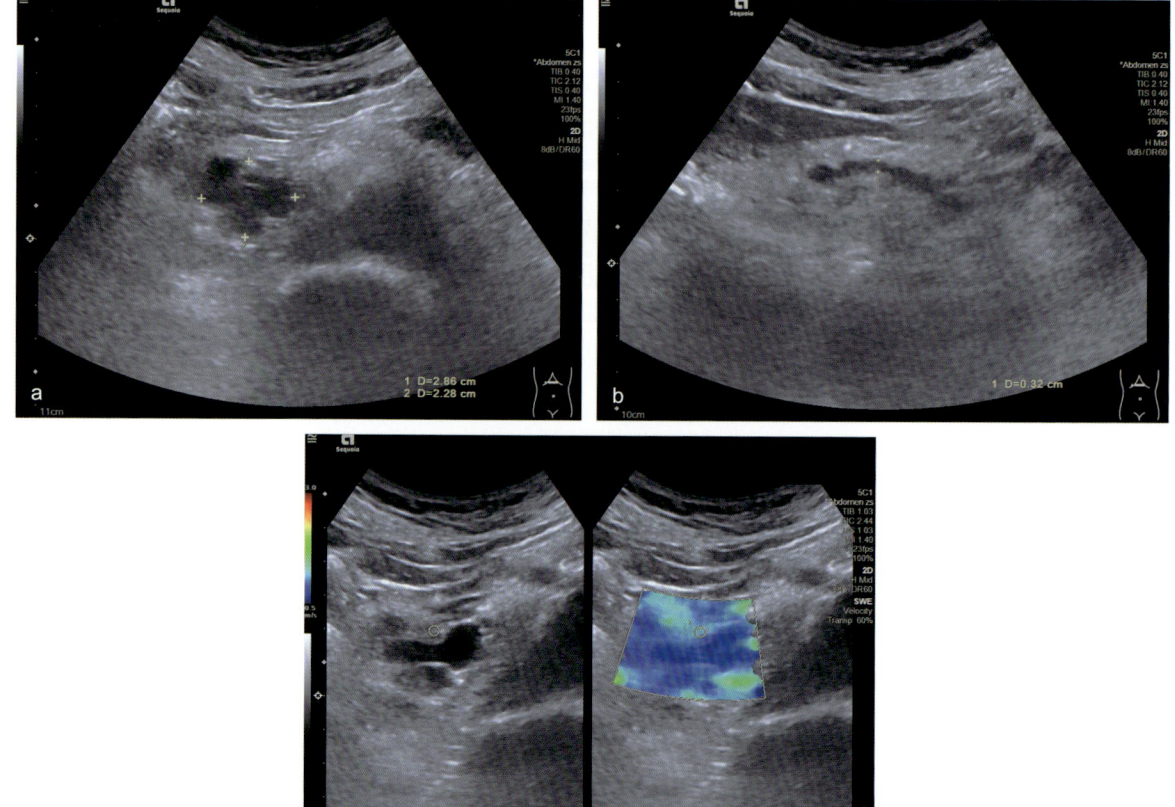

图3-1　病例1超声表现

病例 ❷

[病史]

患者，男性，60岁，2年前因进食油腻食物后出现上腹痛，于当地医院就诊，查血淀粉酶>2 000 U/L，CT示胰腺周围渗出明显，考虑胰腺炎可能。当地医院予以禁食、抑酶等对症支持治疗，患者腹痛好转。之后2~3个月患者反复发作胰腺炎，1年前于当地医院随访MRI，与前对比，胰腺钩突新增可疑占位，考虑MT可能。CA19-9未查。1个月前患者再次出现腹痛，就诊外院诊断胰腺炎、胰腺MT可能。对症处理后行EUS-FNA，病理提示（胰腺钩突占位）腺癌。为行后续治疗就诊我院。自发病以来，患者精神可，胃纳一般，二便无殊，体重近1年下降5 kg，流质饮食。入院诊断考虑胰腺肿瘤；慢性胰腺炎。

[超声表现]

胰腺钩突部见28 mm×16 mm低回声实质团块（图3-2a），边界不清，形态不规则，CDFI显示未见明显彩色血流信号。主胰管扩张，内径约2.8 mm（门静脉前方）（图3-2b）。门静脉前方胰体厚度11 mm。超声剪切波弹性成像：肿块内弹性Vs=0.71~0.98 m/s，周边腺体（门静脉前方）弹性Vs=1.79~2.17 m/s（图3-2c）。超声造影：注射超声造影剂六氟化硫微泡（声诺维）后，胰腺钩突部病灶13 s开始增强，呈整体不均匀低增强，19 s达峰值，峰值时强度低于周围腺体，33 s开始消退，静脉期和延迟期始终呈低回声改变（图3-2d、e）。超声提示胰腺钩突实质占位，考虑MT；主胰管轻度扩张。

[CT/MRI表现]

CT提示胰腺形态可，胰头钩突处见可疑稍弱强化灶，约14 mm×8 mm，病灶周围未见肿大淋巴结，胰管轻度扩张。CT提示：胰腺钩突处MT。

MRI提示胰腺钩突见异常信号肿块，大小约2.0 cm×1.5 cm，T2WI呈稍高信号，T1WI呈低信号，增强扫描见轻度延迟强化，肝内胆管及胆总管扩张。MRI提示：胰腺钩突MT可能性大，肝内外胆管扩张。

[手术病理]

(1) 术中所见：肿瘤位于胰头钩突，质硬，大小约2 cm×1 cm。无腹水，腹盆腔、系膜、网膜、肝脏未见转移灶及种植灶。结肠肝曲与腹壁稍粘连，肝脏面与十二指肠粘连。松解粘连，游离肝脏面及十二指肠，作Kocher切口，显露左肾静脉、肠系膜上动脉及肠系膜上静脉根部。术中考虑IPMN恶变可能，可切除，决定行胰十二指肠切除术。

(2) 术后病理：胰腺导管内乳头状黏液性肿瘤伴上皮内瘤变高级别，未见明确浸润。胰腺切缘个别分支胰管见导管内乳头状黏液性肿瘤伴上皮内瘤变低级别。

[分析与讨论]

患者为老年男性，患慢性胰腺炎，近1年体重下降，EUS-FNA明确胰腺钩突部位腺癌。结合超声造影示胰腺钩突部占位动脉期低增强及早消退表现，其剪切波弹性较周围腺体降低；故考虑胰腺钩突部MT，具体类型需病理学明确诊断。

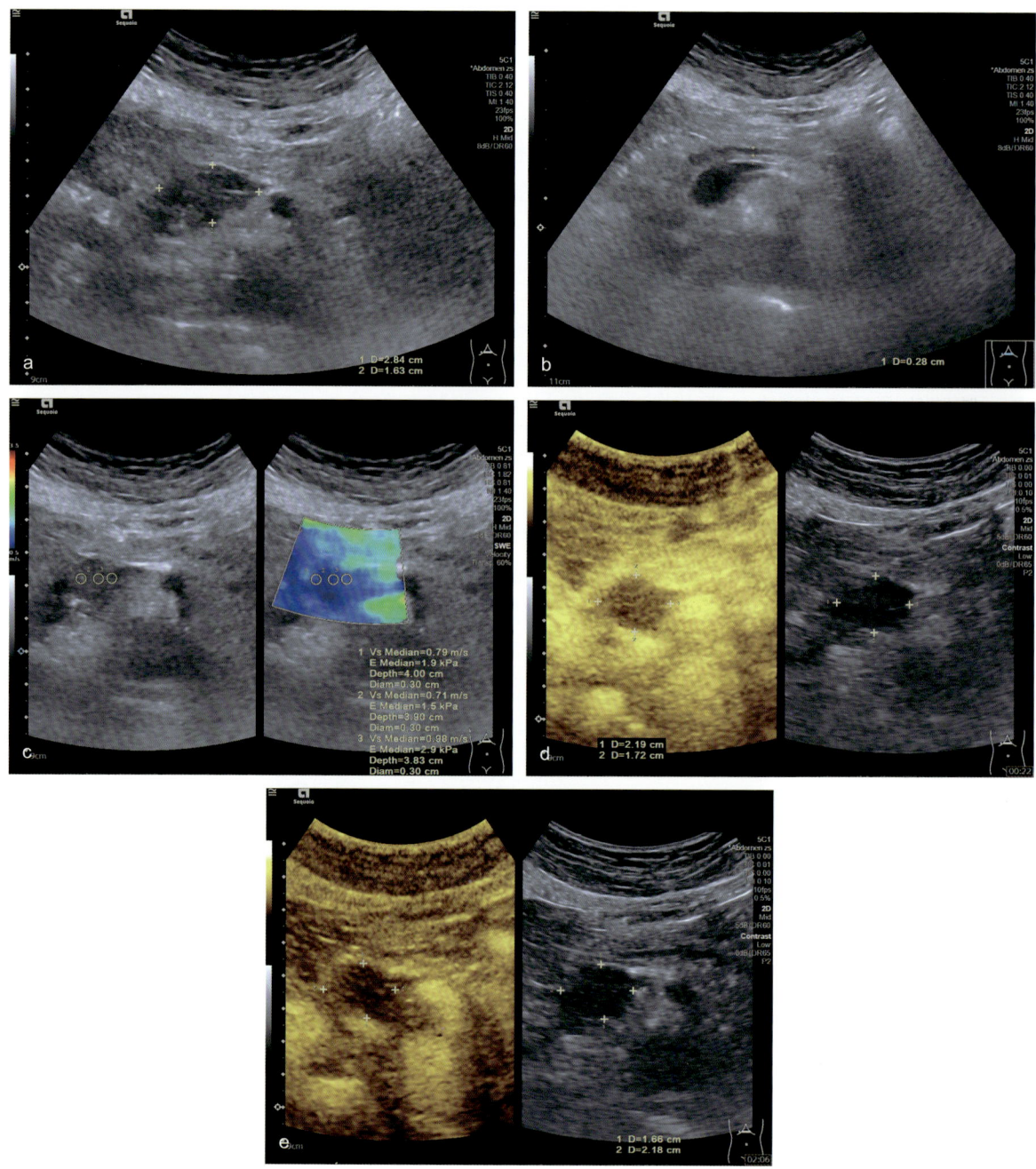

图3-2 病例2超声表现

病例 ❸

[病史]

患者，男性，65岁，2年前行胃巨大溃疡手术，病理提示：慢性溃疡伴肠上皮化生，当时腹部CT未发现胰腺占位。术后有早饱、反酸、嗳气、上腹部不适。后未规律随访。半个月前外院体检时行腹部CT发现胰头占位，建议行增强CT；上腹部增强CT示胰腺钩突占位4.0 cm×2.4 cm，倾向IPMN；肿瘤标志物均（-）。为行进一步治疗就诊我院。患者神志清楚，精神可，胃纳差，睡眠可，二便无殊，体重无明显变化。入院诊断胰头IPMN。

[超声表现]

胰腺钩突处见49 mm×26 mm低弱回声囊实性团块（图3-3a），边界不清，形态不规则，CDFI显示病灶内部未见明显彩色血流信号。主胰管扩张，内径约3.7 mm（门静脉前方）（图3-3b）。超声剪切波弹性成像：肿块内实质部分弹性Vs=0.77~0.89 m/s，周边腺体（门静脉前方）弹性Vs=0.84~0.97 m/s（图3-3c）。门静脉前方胰体厚度6 mm。超声造影：注射超声造影剂后，胰腺钩突处病灶内实质回声呈结节状增强，始终与周围腺体同步增强同步减退（图3-3d、e）。超声提示：胰腺钩突囊实性占位，考虑IPMN可能性大；主胰管扩张。

[CT/MRI表现]

CT提示胰头钩突处见多囊状低密度灶，分隔稍强化，整体大小约为40 mm×24 mm，胰管扩张伴积气。CT提示：胰腺钩突囊性占位伴胰管扩张、积气，IPMN可能。

MRI提示胰头钩突见团块状异常信号灶，T1WI呈低信号，T2WI呈高信号，病灶似与主胰管相通，增强后见不均匀强化，大小约为40 mm×25 mm，胰管扩张，局部似见微小强化结节。MRI提示：胰腺钩突囊性占位伴胰管扩张，混合型IPMN可能性大。

[手术病理]

（1）术中所见：肿瘤位于胰头，囊性，直径约3 cm。肝脏面与胰腺、十二指肠广泛粘连。沿肝下缘分离粘连，游离十二指肠第一部及胰腺表面。无腹水，腹盆腔、系膜、肝脏未见转移灶及种植灶。肝圆韧带表面见一囊性结节，予切除。做Kocher切口，打开十二指肠下方腹膜，显露左肾静脉、肠系膜上动脉、肠系膜上静脉根部。游离近端空肠及胃肠吻合口，考虑原手术为Roux-en-Y吻合。病灶可切除，决定行胰十二指肠切除术。

（2）术后病理：胰腺导管内乳头状黏液性肿瘤（IPMN），伴腺上皮轻-中度异型增生。胰腺切缘局灶区导管上皮轻度异型增生。

[分析与讨论]

患者为老年男性，超声提示胰腺钩突处囊实性占位伴主胰管扩张，超声造影与剪切波弹性成像未特别提示肿块性质；CT与MRI均提示胰腺钩突处囊性占位伴主胰管扩张。故考虑胰腺混合型IPMN可能。

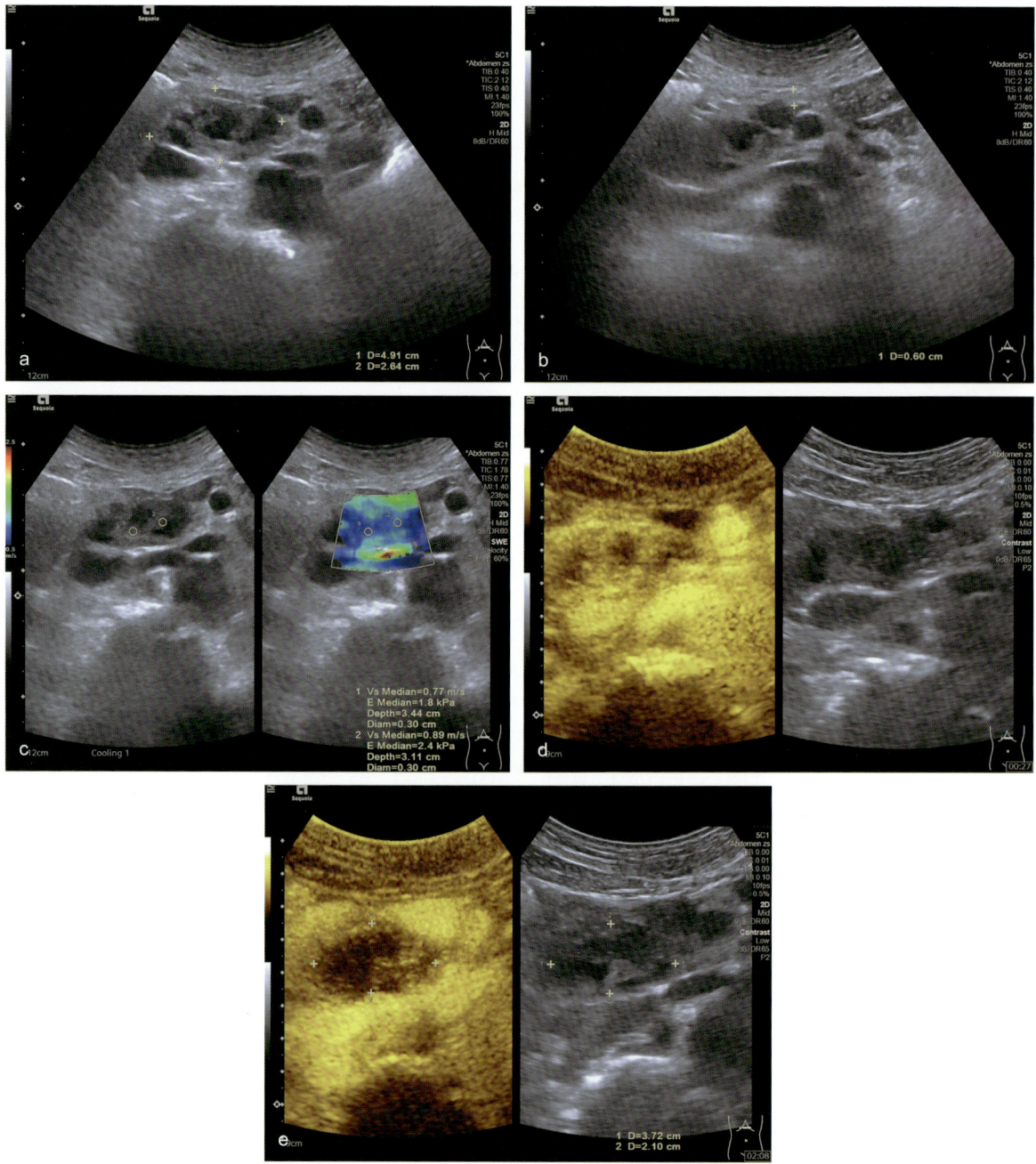

图 3-3 病例 3 超声表现

病例 ❹

[病史]

患者，女性，59岁，2个月前中午进食"牛肉汤"后出现阵发性中上腹部疼痛不适并进行性加重1天，伴寒战、冷汗，至当地医院就诊，测体温37.6℃，查血淀粉酶、脂肪酶明显升高，以"急性胰腺炎"收治于当地医院，住院期间予以禁食、胃肠减压、抑酸、抑酶、补液营养支持等治疗，好转后出院。出院后患者未再出现发热、腹痛等，但仍自觉腹部不适，胃口不佳，饱食后感腹胀。遂于1个月前入住当地医院行胃肠镜检查，入院后完善检查发现肿瘤标志物CA19-9升高为25.6 U/mL，胸腹部CT提示胰头囊肿。为行进一步诊断，1周前患者至当地医院行MRI检查，提示胰头异常信号，IPMN可能，伴胰管扩张。后患者转诊至我院，行MRI提示胰腺IPMN可能性大。患者自患病以来，精神可，近期胃纳减少，体重近期下降约7.5 kg。入院诊断：胰腺肿瘤。

[超声表现]

胰头见21 mm×17 mm无回声区（图3-4a），与扩张主胰管相通，边界尚清，形态尚规则，CDFI未见明显彩色血流信号。主胰管扩张，内径约3.4 mm（门静脉前方）（图3-4b）。超声剪切波弹性成像：周边腺体（门静脉前方）弹性 Vs=0.78~0.95 m/s（图3-4c）。门静脉前方腺体厚度13 mm。超声造影：注射超声造影剂后，胰头病灶始终未见明显增强（图3-4d、e）。超声提示：胰头囊性占位，与主胰管相通，考虑IPMN可能。

[MRI表现]

MRI示胰腺无明显肿大，胰头见T1WI呈稍低信号，T2WI呈高信号，大小约12 mm×16 mm，病变与主胰管关系密切，增强后病变强化尚不明显。MRCP示肝内外胆管及胰管无明显扩张。MRI提示：胰腺IPMN可能性大。

[手术病理]

（1）术中所见：肝、小肠、结肠、系膜、盆腔无殊，胰头处触及直径2 cm左右的肿块，质软。胰腺周围呈慢性炎症，结合病史，考虑为胰头IPMN，拟行胰十二指肠切除术。

（2）术后病理：胰腺导管内乳头状黏液性肿瘤（IPMN）伴上皮内瘤变低级别。

[分析与讨论]

患者为中老年女性，急性胰腺炎病史，近期体重下降，超声提示胰头处囊性占位，与扩张主胰管相通，超声造影与剪切波弹性成像未特别提示肿块性质；MRI提示类似表现。故考虑胰腺IPMN可能。

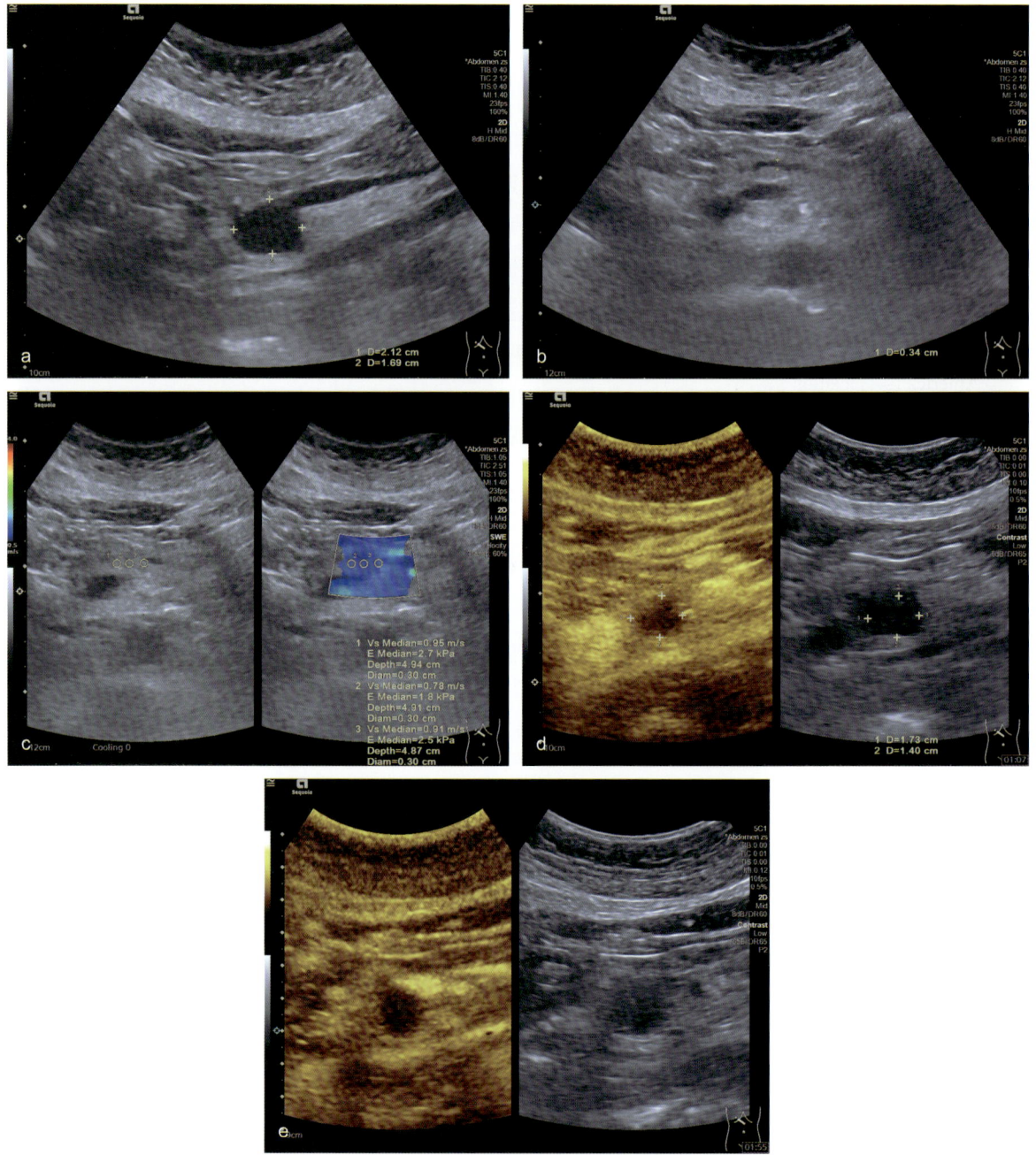

图3-4 病例4超声表现

(董怡 楼文晖 卢秀云)

参考文献

[1] Nista E C, Schepis T, Candelli M, et al. Humoral predictors of malignancy in IPMN: a review of the literature[J]. International Journal of Molecular Sciences, 2021, 22(23):12839.

[2] Kaiser J, Scheifele C, Hinz U, et al. IPMN-associated pancreatic cancer: survival, prognostic staging and impact of adjuvant chemotherapy[J]. European journal of surgical oncology: the journal of the European Society of Surgical Oncology and the British Association of Surgical Oncology, 2022, 48(6):1309-1320.

[3] Hecht E M, Khatri G, Morgan D, et al. Intraductal papillary mucinous neoplasm (IPMN) of the pancreas: recommendations for standardized imaging and reporting from the Society of Abdominal Radiology IPMN disease focused panel[J]. Abdominal Radiology (New York), 2021, 46(4):1586-1606.

[4] Zhang C, Al-Shaheri F N, Alhamdani M S S, et al. Blood-based diagnosis and risk stratification of patients with pancreatic intraductal papillary mucinous neoplasm (IPMN)[J]. Clinical cancer research: an official journal of the American Association for Cancer Research, 2023, 29(8):1535-1545.

[5] Omori Y, Furukawa T, Scarpa A, et al. Co-occurring IPMN and pancreatic cancer: the same or different? An overview from histology to molecular pathology[J]. Journal of Clinical Pathology, 2023, 76(11):734-739.

[6] Keane M G, Afghani E. A review of the diagnosis and management of premalignant pancreatic cystic lesions[J]. Journal of Clinical Medicine, 2021, 10(6):1284.

第二节·胰腺浆液性囊性肿瘤

胰腺浆液性囊性肿瘤（serous cystic neoplasia，SCN）是一种较为少见的胰腺肿瘤，占胰腺囊性肿瘤的10%~16%，几乎所有的SCN都是良性的[1]。大约75%的SCN见于平均年龄为50~70岁的女性，然而，SCN也可见于更年轻的患者[2]。SCN通常位于胰腺的体尾部，并且孤立存在，大多数是偶然发现的[3, 4]。据报道，患有希佩尔-林道病（von Hippel-Lindau disease，VHL）的人发生SCN的风险更高[5]。绝大多数SCN是无症状的，恶性转化的风险也较低[4, 6]。因此，建议对SCN进行定期随访监测即可，只有在肿瘤体积较大（>4 cm）、生长迅速或者出现临床症状时才需要手术治疗。

近年来，超声造影（contrast-enhanced ultrasound，CEUS）在胰腺肿瘤的评估中发挥着越来越重要的作用。2011年，欧洲医学和生物学超声学会联合会（European Federation of Societies for Ultrasound in Medicine and Biology，EFSUMB）指南将CEUS纳入胰腺肿瘤的评估中，特别是在鉴别胰腺实性和囊性病变方面[7]。CEUS具有实时评估、动态观察的优势，有助于早期发现、准确定位及鉴别诊断胰腺浆液性肿瘤，对于临床选择正确的治疗方式具有十分重要的意义。

一、病理表现

经典的微囊型SCN由无数个非常小的囊组成，这些囊被富含血管的薄纤维隔膜隔开。这些小囊可能很小，只有在显微镜下才可以看到，也可能直径达10 mm。这些特征导致SCN呈现蜂窝状或海绵状外观，血管丰富，边缘轮廓明显，有时呈分叶状。

1. 大体观

SCN的形态多样性包括微囊型、大囊型（或寡囊型）、微囊型和大囊型的混合型以及实体型SCN[8, 9]。微囊型SCN由多个蜂窝状外观的小囊性间隙组成。SCN可出现中心钙化或瘢痕。大囊型（或寡囊型）SCN由更少、更大的囊肿组成。在少见情况下，SCN可以由单独一个囊组成[10]。

2. 显微镜下表现

组织病理学上，SCN是一种囊状上皮性肿瘤，由立方、富含糖原的上皮细胞组成，无细胞异型性。囊内容物定义为"清澈水样"。可以发现位于中心的纤维组织（所谓的"瘢痕"），有或没有钙化，类似于肝脏的局灶性结节性增生。因此，该病变被称为"胰腺FNH"。SCN是典型的富血供病变，其中分隔以丰富的上皮下微血管和大血管为特征。

二、临床表现

散发性和良性SCN通常是无症状的偶然发现，黄疸尤其少见。在迄今为止发表的最大系列研究中（$n=2\,622$），61%的患者无症状，27%的患者报告了非特异性腹部症状，只有9%的患者出现胆胰症状，9%的患者有其他症状[4]。在疾病过程中，症状可能是由病变的生长引起的。主胰管和（或）胆总管可能会被包裹在病变中，尤其是在尺寸较大的情况下。据报道，SCN的直径增长速度约为每年4 mm，并且在多达63%的患者中大小稳定或缩小。少囊型或大囊型外观、其他肿瘤病史和患者年龄都是肿瘤快速生长的重要预测因素。

三、影像学表现

SCN的诊断主要基于影像学，如常规B超、超声造影、CT、MRI。由于多个微囊的存在，SCN通常表现为具有蜂窝状结构的孤立、多房、微囊性病变。薄壁和多个薄间隔朝向病变中心/瘢痕，不与主胰管相通。在典型病例中，可以较有把握地做出影像学诊断。然而，在日常的临床实践中，非典型的表现更加常见。

（一）超声表现

在常规超声中，大多数SCN为胰腺体/尾部单发的病灶，多表现为低回声。彩色多普勒成像在部分病灶内部和（或）周边可检测到血流信号，另有部分病灶可呈现典型的"轮辐状"外观。

SCN是典型的富血供病变，因为间隔由丰富的上皮下微血管和大血管组成。所以，进行CEUS检查，注射超声造影剂后，大多数SCN病变在动脉期表现为高增强或等增强，部分病灶亦可呈现典型的蜂窝状高增强。且在晚期，多数SCN仍表现为高增强或等增强。

（二）CT表现

CT有时有助于检测SCN，但通常不应用于评估和鉴别诊断胰腺囊性病变。CT对于显示位于中心的钙化瘢痕有所帮助。囊肿直径<20 mm的多房囊性病变、相对缺乏壁增强的间隔强化、中心瘢痕和分叶轮廓的CT图像表现对SCN的诊断具有高度特异性[11]。

（三）MRI表现

SCN的MRI特征也表现为典型的小叶"蜂窝状"轮廓和结构，薄壁<2 mm，与胰腺的其他囊性肿瘤形成对比。SCN在T1WI序列上多是均匀的低信号。在T2WI图像上病变的囊性部分呈典型的高信号，高信号的囊肿周围有低信号间隔，有时还有低信号的中心瘢痕。中心瘢痕是SCN的一种敏感性不高（15%）但特异性很高的体征。对比增强MRI可显示假实性SCN

病变弥漫性高增强的富血供特性。且在假实性SCN病变中，MRI在T2WI图像上显示病变的囊性结构方面较为准确。大囊型SCN的特征与胰腺的其他大囊状肿瘤相似，但表现为分叶轮廓，加上没有壁增强和壁厚<2 mm，可建议正确的诊断。

典型病例

病例 1

[病史]

患者，女性，49岁，2年前无明显诱因下右侧腰背部隐痛，完善CT、MRI检查后诊断为胰腺囊性占位。2018年5月于我院行胰腺肿块切除术，术后病理：（胰腺颈部囊性肿块）浆液性囊腺瘤。术后定期随访，2019年1月行MRI提示：胰腺颈部浆液性囊腺瘤术后，胰腺颈部见大小约1.8 cm×1.4 cm囊性异常信号灶，此后随访MRI见胰腺颈部囊性占位逐渐增大。期间患者否认发热、恶心、呕吐、腹胀、腹痛、呕血、黑便等不适，随访肿瘤标志物检查未见明显异常。入院诊断为"胰腺肿瘤"。患者精神可，夜眠、胃纳佳，大小便正常，体重无明显变化。

[超声表现]

胰颈部见22 mm×25 mm囊实性团块（图3-5a），边界尚清，形态不规则，CDFI未见明显彩色血流信号。其旁主胰管扩张，内径约4.5 mm，并与之相通。超声剪切波弹性成像：肿块内弹性V_s=2.45 m/s，周边腺体（门静脉前方）弹性V_s=0.70~1.09 m/s（图3-5b）。超声造影：注射超声造影剂后，胰颈部病灶8 s开始增强，呈整体不均匀蜂窝状高增强，13 s达峰值，21 s呈等回声（图3-5c、d）。超声提示：胰颈部囊性占位（考虑良性病变，微囊腺瘤可能）；主胰管扩张。

[MRI表现]

胰腺颈部见囊性异常信号灶，约23 mm×20 mm，T1WI呈低信号，T2WI呈高信号，增强后分隔及边缘轻度强化，胰管轻度强化。MRI提示：胰腺颈部囊性病变。

[手术病理]

（1）术中所见：胰腺质地柔软，肿瘤位于胰颈部，直径约3 cm，质地中等。行胰体尾＋全脾切除术。

（2）术后病理：胰腺浆液性囊腺瘤。

[分析与讨论]

患者为中年女性，伴有右侧腰背疼痛，既往有胰腺肿瘤切除史，影像学检查均提示胰腺颈部复发囊性灶，常规超声可见胰颈部病灶内小囊样无回声区，超声造影示病灶呈整体不均匀蜂窝状高增强，考虑良性可能性大，最终病理示胰腺浆液性囊腺瘤。

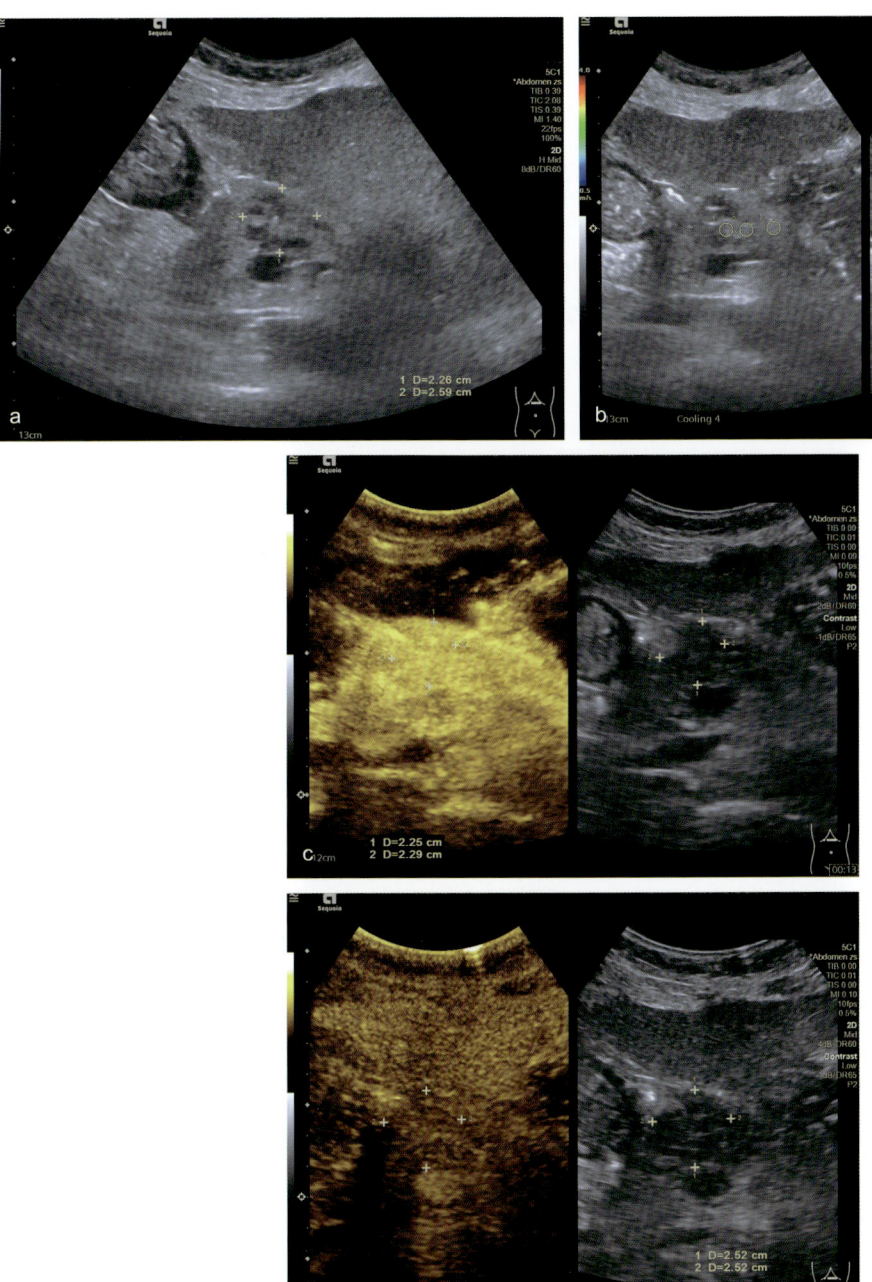

图 3-5 病例 1 超声表现

病例 ❷

[病史]

患者，女性，69岁，2个月前体检行超声检查发现胰腺混合回声占位（以实性为主），大小约73 mm×64 mm×62 mm；平时偶有腰背酸痛，无恶心、呕吐，无腹痛、腹泻，无皮肤、巩膜黄染，无呕血、黑便。1周前外院CT提示胰体部见直径约70 mm椭圆形密度增高影，考虑良性或低度恶性，实性假乳头状瘤可能。入院诊断为"胰腺肿瘤"。患者精神可，夜眠、胃纳佳，大小便正常，体重无明显变化。

[超声表现]

胰腺体部见88 mm×68 mm囊实性团块（图3-6a），边界清，形态不规则，见数个无回声区，内见数枚强回声团块，最大直径7 mm，后伴声影，CDFI内见线状彩色血流信号，RI 0.55（图3-6b）。超声剪切波弹性成像：肿块内弹性Vs=1.97~2.82 m/s，周边腺体（门静脉前方）弹性Vs=1.0 m/s（图3-6c）。超声造影：注射超声造影剂后，胰体部病灶15 s开始增强，呈整体不均匀蜂窝状高增强，21 s达峰值，31 s开始减退，静脉期和延迟期呈稍低回声改变（图3-6d、e）。超声造影提示：胰体部囊实性占位伴多发钙化（考虑良性病变，微囊腺瘤可能性大）。

[CT表现]

胰腺体部见56 mm×67 mm高低混杂密度占位，增强后不均匀明显强化，其内见钙化影，边界较清。CT提示：胰腺实性假乳头状瘤可能。

[手术病理]

(1) 术中所见：腹正中切左侧绕脐进腹腔探查，腹腔无种植转移，肝脏无转移，无腹水。沿横结肠打开胃结肠韧带，显露胰腺，胰腺质地软，肿块位于胰体部。遂完整切除胰体尾+脾脏。

(2) 术后病理：胰腺浆液性囊腺瘤。周围胰腺见多灶导管内乳头状黏液性肿瘤（IPMN），伴上皮内瘤变低级别。

[分析与讨论]

患者为老年女性，体检发现胰体部占位，平时偶有腰背酸痛。CT提示胰体部实性假乳头状瘤可能；常规超声可见胰体部病灶内无回声区及钙化灶，超声造影示病灶呈典型整体不均匀蜂窝状高增强，最终病理示胰腺浆液性囊腺瘤。

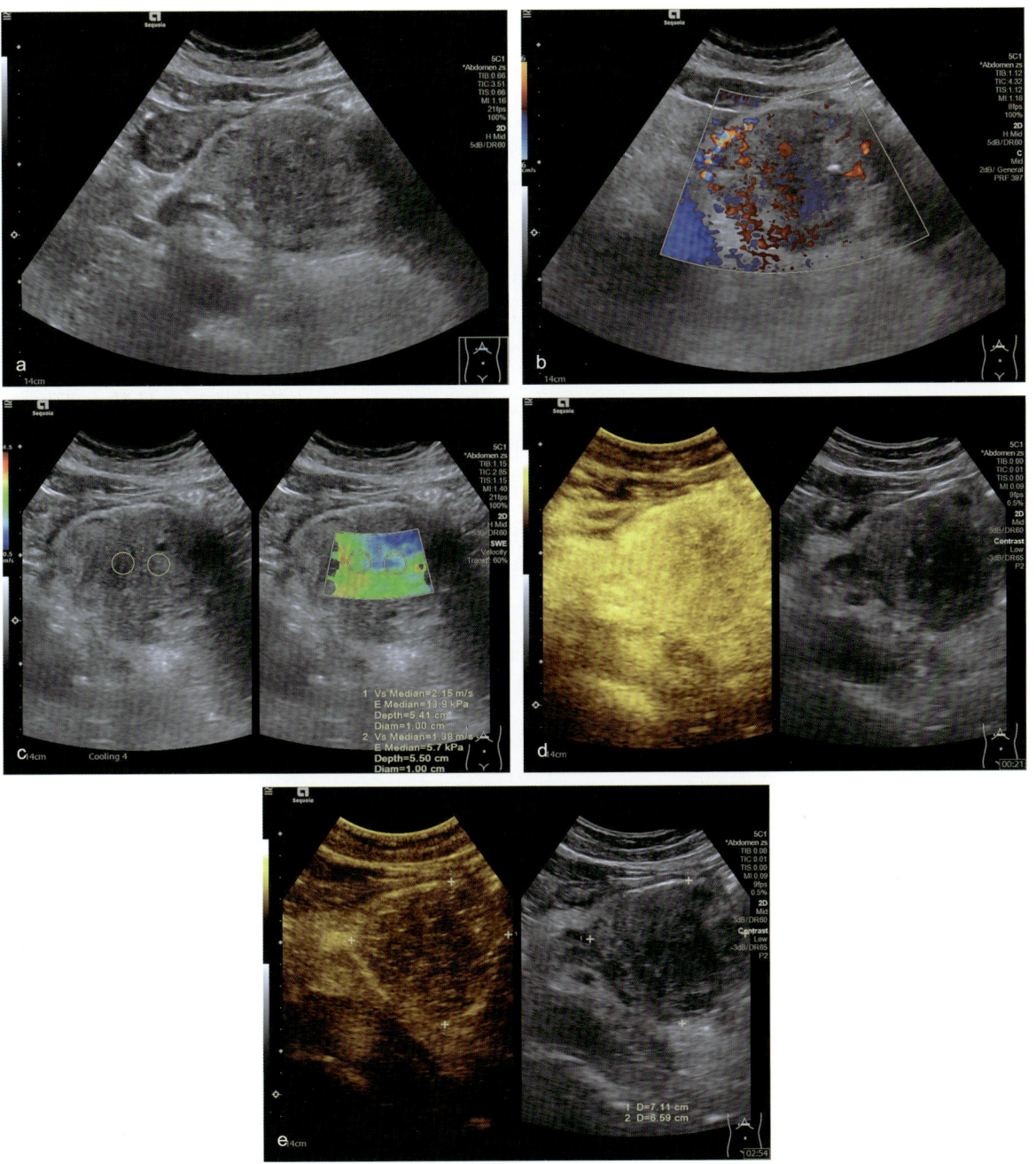

图 3-6 病例 2 超声表现

病例 ③

[病史]

患者，女性，67岁，2个月前体检发现胰腺占位。无寒战、高热，无恶心、呕吐，无腹痛、腹泻。既往有糖尿病病史。入院诊断为"胰腺肿瘤"。病程中，患者精神可，夜眠、胃纳佳，大小便正常，体重无明显变化。

[超声表现]

胰腺头部见64 mm×63 mm囊实性团块（图3-7a），边界不清，形态不规则，内见散在的约3 mm直径的无回声区，CDFI显示周围环状内部短线状彩色血流信号，RI 0.76（图3-7b）。超声剪切波弹性成像：肿块内弹性Vs=1.43~1.97 m/s，周边腺体（门静脉前方）弹性Vs=0.83~1.06 m/s（图3-7c）。超声造影：注射超声造影剂后，胰头部病灶22 s开始增强，从周边开始，呈整体不均匀高增强，中央部回声减低，周围见高回声环，25 s达峰值，32 s呈等回声，静脉期和延迟期始终呈等回声改变（图3-7d、e）。消退期flash爆破后，病灶似呈轮辐状增强。超声造影提示：胰头部囊实性占位（考虑良性病变，微囊腺瘤可能）。

[MRI表现]

胰头部见一类圆形异常信号，大小约5.7 cm×6.5 cm，T1WI呈低信号，中央区域可见片状稍高或等信号，T2WI呈高信号，中央可见低信号星芒状瘢痕，MRCP呈葡萄串样改变，增强扫描边缘及其分隔强化，主胰管及胆总管明显受压移位，部分层面显示不清，上游主胰管及胆总管扩张，门静脉主干局部受压稍变窄。MRI提示：胰头浆液性囊腺瘤可能性大，压迫胆总管及胰管、门静脉主干，伴肝内外胆管、主胰管扩张。

[手术病理]

（1）术中所见：肿瘤牵拉横结肠系膜，粘连紧密，考虑肿瘤包绕门静脉-肠系膜上静脉右侧及部分后侧，但考虑肿瘤良性，可予剥离，必要时可阻断后修补静脉，决定行胰十二指肠切除术。

（2）术后病理：胰腺浆液性囊腺瘤。

[分析与讨论]

患者为老年女性，体检发现胰腺占位，临床症状无特殊。MRI提示胰头部占位，中央可见星芒状瘢痕，增强后可见边缘及分隔强化，主胰管及胆总管受压；常规超声可见胰头部病灶内见散在小的无回声区，CDFI可见周边及内部血流信号；超声造影示病灶呈整体不均匀高增强，静脉期和延迟期呈等回声改变。最终病理示胰腺浆液性囊腺瘤。

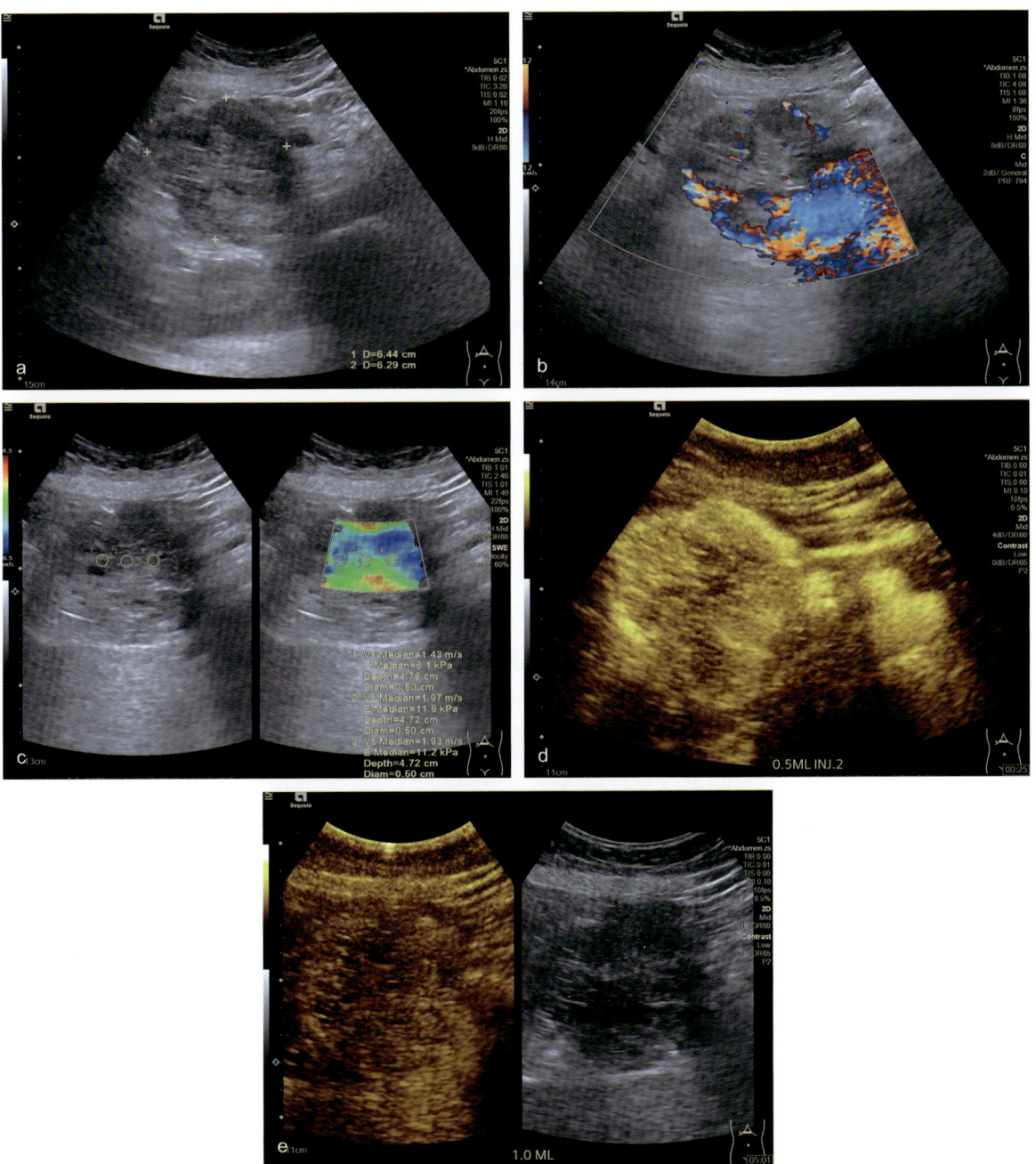

图3-7 病例3超声表现

病例 ❹

[病史]

患者，女性，71岁，体检发现胰腺占位3天。外院CT示：胰头局部增大，内见低密度影，边界不清，大小约20 mm×21 mm，增强动脉期不均匀强化，强化程度低于周围胰腺，静脉期和延迟期强化减退，胰头区胆总管细窄，以上胆总管、肝内外胆管扩张，胰管未见明显异常，周围血管未见侵犯，胰周、腹膜后见小淋巴结影。入院诊断为"胰腺肿瘤"。病程中患者精神、睡眠可，胃纳佳，大小便正常，体重无明显变化。

[超声表现]

胰头部见26 mm×20 mm稍高回声囊实性团块（图3-8a），边界尚清，形态尚规则，CDFI显示病灶内短线状彩色血流信号，RI 0.57（图3-8b）。主胰管扩张，内径约2.3 mm（门静脉前方）。超声剪切波弹性成像：肿块内弹性Vs=0.91~1.04 m/s，周边腺体（门静脉前方）弹性Vs=0.63~0.84 m/s（图3-8c）。超声造影：注射超声造影剂后，胰头病灶12 s开始增强，呈整体不均匀蜂窝状高增强，16 s达峰值，峰值时造影剂填充整个病灶，29 s呈等回声，静脉期和延迟期始终呈等回声改变，延迟期病灶内部呈蜂窝状改变（图3-8d、e）。超声造影提示：胰头囊实性占位（考虑良性病变，微囊腺瘤可能）；主胰管轻度扩张。

[CT表现]

胰头部见稍低密度影，大小约2.8 cm×2.7 cm，增强后呈轻度强化，强化程度低于正常胰腺实质，周围主要血管未见明显侵犯，周围见小淋巴结。CT提示：胰头MT，周围小淋巴结。

[手术病理]

（1）术中所见：肿瘤位于胰头颈部，大小为2.5 cm×2 cm，表面见囊性灶，结合术前影像学，考虑囊性肿瘤可能性大，拟切除胰头颈部肿瘤组织。

（2）术后病理：胰腺微囊型浆液性囊腺瘤。

[分析与讨论]

患者为老年女性，体检发现胰腺占位，临床症状无特殊。CT提示胰头部占位，增强后呈轻度强化；常规超声可见胰头部稍高回声囊实状病灶，CDFI显示病灶内见短线状彩色血流信号；超声造影示病灶呈整体不均匀蜂窝状高增强，静脉期和延迟期呈等回声改变，延迟期病灶内部呈蜂窝状改变。最终病理示胰腺浆液性囊腺瘤。

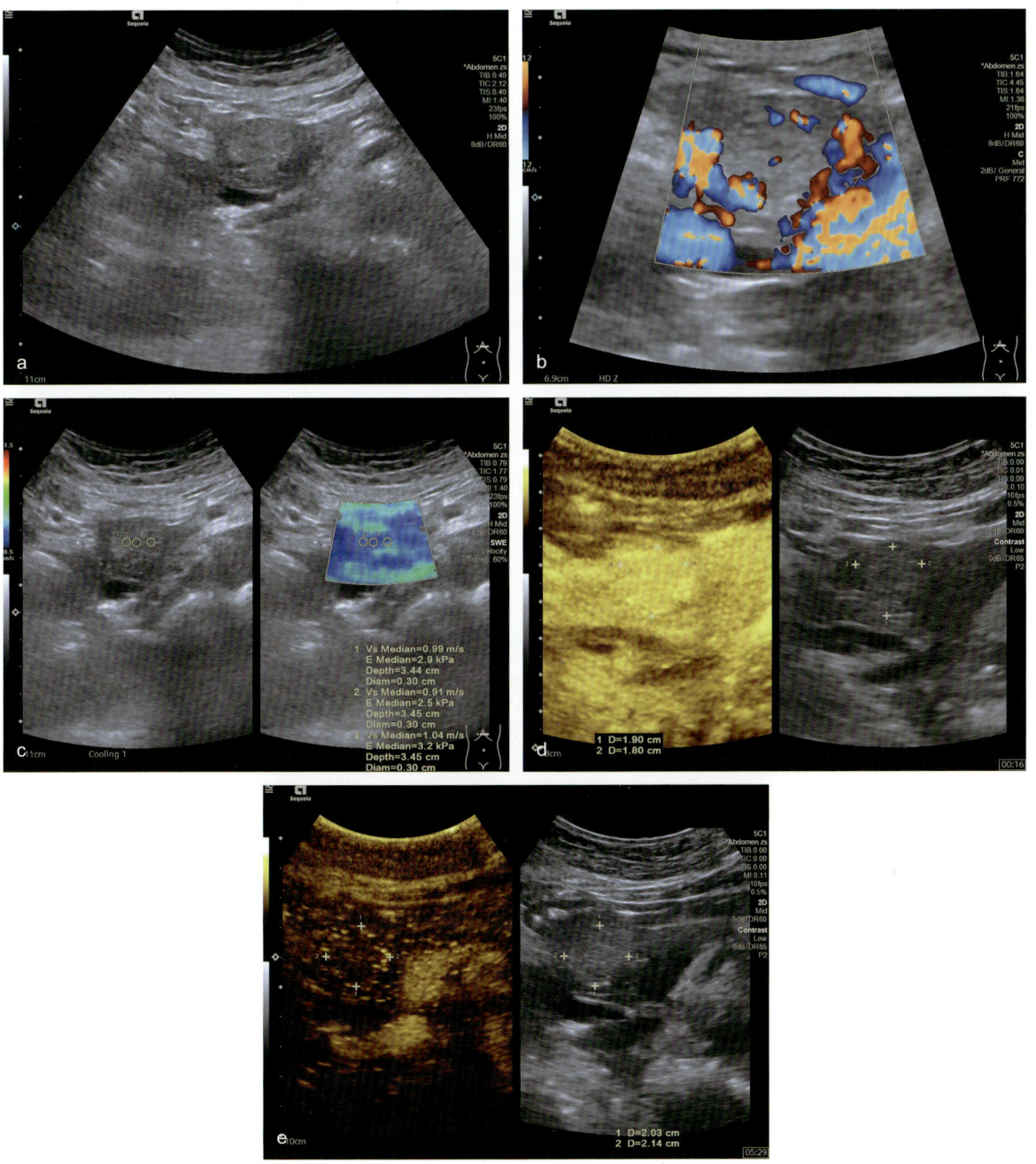

图 3-8 病例 4 超声表现

(董怡 于凌云 卢秀云)

参考文献

[1] Faccioli N, Santi E, Foti G, et al. Cost-effectiveness analysis of including contrast-enhanced ultrasound in management of pancreatic cystic neoplasms[J]. La Radiologia medica, 2022, 127(4):349-359.

[2] Khashab M A, Shin E J, Amateau S, et al. Tumor size and location correlate with behavior of pancreatic serous cystic neoplasms[J]. American Journal of Gastroenterology, 2011, 106(8):1521-1526.

[3] Li Z S, Li Q. The latest 2010 WHO classification of tumors of digestive system[J]. Chinese Journal of Pathology, 2011, 40(5):351-354.

[4] Jais B, Rebours V, Malleo G, et al. Serous cystic neoplasm of the pancreas: a multinational study of 2622 patients under the auspices of the International Association of Pancreatology and European Pancreatic Club (European Study Group on Cystic Tumors of the Pancreas)[J]. Gut, 2016, 65(2):305-312.

[5] Charlesworth M, Verbeke C, Falk G, et al. Pancreatic lesions in von Hippel-Lindau disease? A systematic review and meta-synthesis of the literature[J]. Journal of Gastrointestinal Surgery, 2012, 16(7):1422-1428.

[6] Del Chiaro M, Verbeke C, Salvia R, et al. European experts consensus statement on cystic tumours of the pancreas[J]. Digestive & Liver Disease: Official Journal of the Italian Society of Gastroenterology and the Italian Association for the Study of the Liver, 2013, 45(9):703-711.

[7] Sidhu P, Cantisani V, Dietrich C, et al. The EFSUMB guidelines and recommendations for the clinical practice of contrast-enhanced ultrasound (CEUS) in non-hepatic applications: update 2017 (long version)[J]. Ultraschall in der Medizin, 2018, 39(2):e2-e44.

[8] Kimura W, Moriya T, Hirai I, et al. Multicenter study of serous cystic neoplasm of the Japan pancreas society[J]. Pancreas, 2012, 41(3):380-387.

[9] Dietrich C F, Dong Y, Jenssen C, et al. Serous pancreatic neoplasia, data and review[J]. World Journal of Gastroenterology, 2017, 23(30):5567-5578.

[10] Leite I, Palmeiro M, Farchione A, et al. Unilocular macrocystic serous cystadenoma of the pancreas-atypical features: a case report[J]. Clinical Imaging, 2014, 38(3):336-339.

[11] Saleem D, Haseeb W, Parry A, et al. Preoperative contrast-enhanced computed tomographic characterisation of pancreatic cystic lesions: a prospective study[J]. SA Journal of Radiology, 2019, 23(1):1727.

第三节·胰腺黏液性囊性肿瘤

胰腺黏液性囊性肿瘤（mucinous cystic neoplasm，MCN）是一类囊性上皮性肿瘤伴产黏液特性，各个年龄段均可发病，好发于中年女性，以胰腺体尾部多见，多为单发病灶，常表现为体积较大的单囊或多囊肿物[1]。2019年版WHO消化系统肿瘤分类根据上皮异型性程度不同及是否伴有浸润，将其分为MCN伴低级别异型增生、高级别异型增生、相关浸润性癌三类。

胰腺MCN没有典型的临床症状和体征，血清学检查结果也缺乏特异性，目前术前诊断和鉴别诊断主要依靠影像学检查[2]。由于胰腺MCN对放化疗不敏感，手术治疗仍然是主要的治疗手段。研究显示非浸润性MCN早期行手术切除可获得良好的效果。浸润性MCN的术后远期生存率较非浸润性MCN差。如何结合临床表现、实验室检查结果以及影像学检查结果提高术前诊断的准确率及预测肿瘤的异型性与浸润性，对制订治疗方案、选择合理的手术方式、提高手术安全性、评估预后有着重要的意义[3]。

一、病理表现

胰腺MCN是一类具有恶变潜能的肿瘤，因此其病理表现多样。

1. 大体观

MCN大体病理呈单房或多房囊性结构，囊壁较厚，囊腔较大，内含有黏液或血性浑浊液体，囊腔内存在纤维分隔，囊与胰管不相通，部分囊内可伴有乳头形成。

2. 显微镜下表现

镜下MCN由囊壁衬覆的上皮和上皮下梭形细胞构成的卵巢样间质组成。上皮细胞通常是高柱状黏液上皮，可伴有不同程度的异型性。当出现间质浸润时，则为MCN伴相关浸润性癌，浸润性癌的成分常为导管腺癌，也可以是腺鳞癌或未分化癌等[4]。

二、临床表现

胰腺MCN好发于中年女性，生长缓慢。直径3 cm以下的小肿瘤通常不引起临床症状，较大的肿瘤可压迫邻近组织器官或肿瘤恶变侵犯邻近组织，引起腹痛、腹胀、恶心、呕吐等[5]。

三、影像学表现

（一）超声表现

MCN在超声图像上表现为胰腺囊性肿物，可多房或单房，通常囊腔较大而少，部分病灶伴有囊内出血，透声较差；囊壁及囊内分隔厚薄不均，分隔可出现钙化，内壁欠光整，部分可探及附壁乳头状结节；一般不伴有胰管扩张；囊壁和囊内分隔以及附壁乳头状结节可见少量动脉血流信号。

MCN 伴相关浸润性癌时体积一般较大，直径常 >4 cm，囊壁及囊内分隔较厚，以实性成分为主，多可见附壁乳头状肿瘤，CDFI 显示病灶实性区域可见较丰富血流信号。

超声造影可表现为囊壁及囊内分隔或病灶内实性成分呈高增强或等增强。

（二）CT 表现

在 CT 图像上表现为胰腺单房或小分隔样的囊性病灶，边界清晰，囊内容物为液性密度，偶可见附壁结节和实性成分，囊壁和分隔可见钙化。增强扫描显示囊壁、分隔及附壁结节可呈轻中度强化。

（三）MRI 表现

MCN 的囊腔在 MRI 上常表现为均匀的液体信号，但根据囊腔内黏液蛋白含量的不同以及是否出血等因素，T1WI 信号变化较大，偶尔可表现为短 T1 信号。MRCP 显示肿瘤囊腔与胰管无交通。增强扫描可见延迟强化的纤维包膜，囊内分隔厚薄不均，呈轻度强化，如出现强化的附壁结节则提示恶变可能[6]。

典型病例

病例 1

[病史]

患者，女性，70 岁，10 年前患者体检发现胰腺占位，不伴腹痛、腹胀、黄疸等，3 年前患者出现上腹部进食后胀痛，进行性加重。我院胰腺平扫+增强+DWI+MRCP 提示胰腺体部囊性灶，囊腺瘤可能性大。患者精神可，夜眠、胃纳佳，大小便正常，体重无明显变化。入院诊断：胰腺肿瘤。

[超声表现]

胰腺体部见 22 mm×20 mm 无回声团块，边界清，形态尚规则，内部未见分隔或凸起，CDFI 未见明显彩色血流信号（图 3-9a）。门静脉前方胰体厚度 13 mm。超声剪切波弹性成像：肿块内弹性 Vs=1.16~1.35 m/s，周边腺体（门静脉前方）弹性 Vs=1.27~1.36 m/s（图 3-9b）。超声造影示胰体部囊性病灶始终未见明显增强，壁上及内部未见明显异常增强区（图 3-9c、d）。超声提示：胰体部囊性占位，考虑囊肿可能，囊腺瘤不除外。

[MRI 表现]

MRI 示胰腺体部见一类圆形外生性囊性团块，T1WI 呈低信号、T2WI 呈高信号，最大径约

2.0 cm，增强扫描囊壁见强化。MRI提示：胰腺体部囊性灶，囊腺瘤可能性大。

[手术病理]

（1）术中所见：胰腺体部上缘可见一个最大径约3.0 cm的囊性肿瘤，表面光滑，与周围组织可分离，考虑胰腺来源囊腺瘤，遂决定行腔镜下胰腺囊肿剥除术。

（2）术后病理：胰腺黏液性囊腺瘤，伴囊壁胶原化。

[分析与讨论]

患者为老年女性，平素进食后上腹部胀痛，超声示胰腺体部囊性病灶，内部未见分隔及实性成分，且主胰管未见扩张，超声造影显示病灶始终未见明显增强，MRI呈T1低信号、T2高信号，且增强扫描囊壁见强化，故考虑胰腺良性囊性肿瘤，具体类型需病理证实。

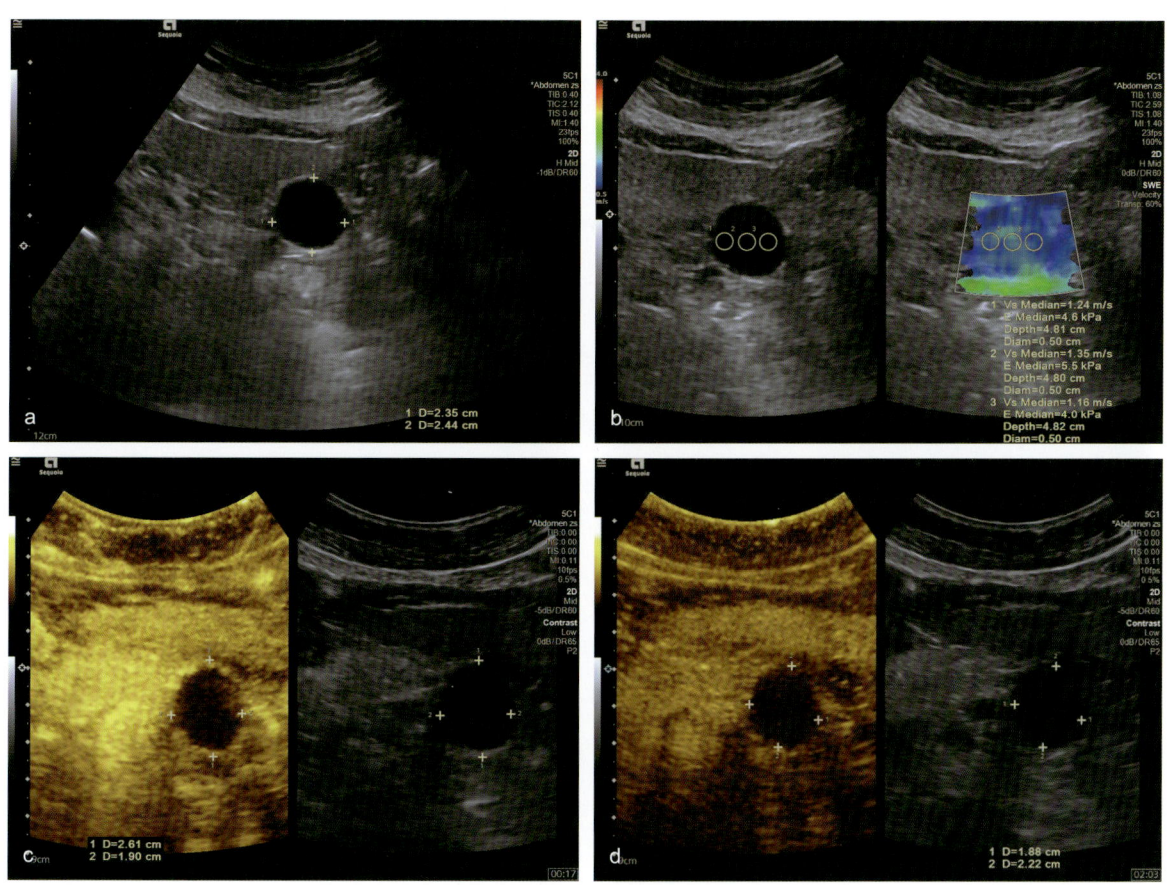

图3-9　病例1超声表现

病例 ❷

[病史]

患者，女性，41岁，1个月前至当地医院体检，行腹部CT平扫示胰腺体尾部低密度灶，考虑囊肿可能，后至当地医院行上腹部增强MRI见胰体部囊性占位伴远侧胰管扩张，神经内分泌肿瘤待排。患者胃纳、夜眠可，二便无殊，体重无明显变化。入院诊断：胰腺占位性病变（神经内分泌瘤？）。

[超声表现]

胰腺体尾交界部见21 mm×15 mm低回声实质团块，边界尚清，形态尚规则，CDFI未见明显彩色血流信号（图3-10a）。超声剪切波弹性成像：肿块内弹性Vs=0.82~0.99 m/s，周边腺体（门静脉前方）弹性Vs=0.86~1.14 m/s（图3-10b）。注射超声造影剂后，胰体尾交界处病灶12 s开始增强，呈周边环状高增强，内可见始终不增强区，17 s呈等回声（图3-10c），静脉期和延迟期呈等回声改变（图3-10d）。

[手术病理]

（1）术中所见：肿瘤位于胰体中部，行腹腔镜胰体尾切除术，完整切除胰体尾。

（2）术后病理：胰腺黏液性囊腺瘤。

[分析与讨论]

患者为中年女性，无特殊临床症状，外院CT和MRI均提示胰腺体部囊性占位，边界清晰，主胰管未见扩张，超声造影显示该病灶动脉期环状高增强，内见始终不增强区，增强部分静脉期和延迟期始终呈等回声改变，未见消退，故考虑良性可能性大，最终病理示胰腺黏液性囊腺瘤。

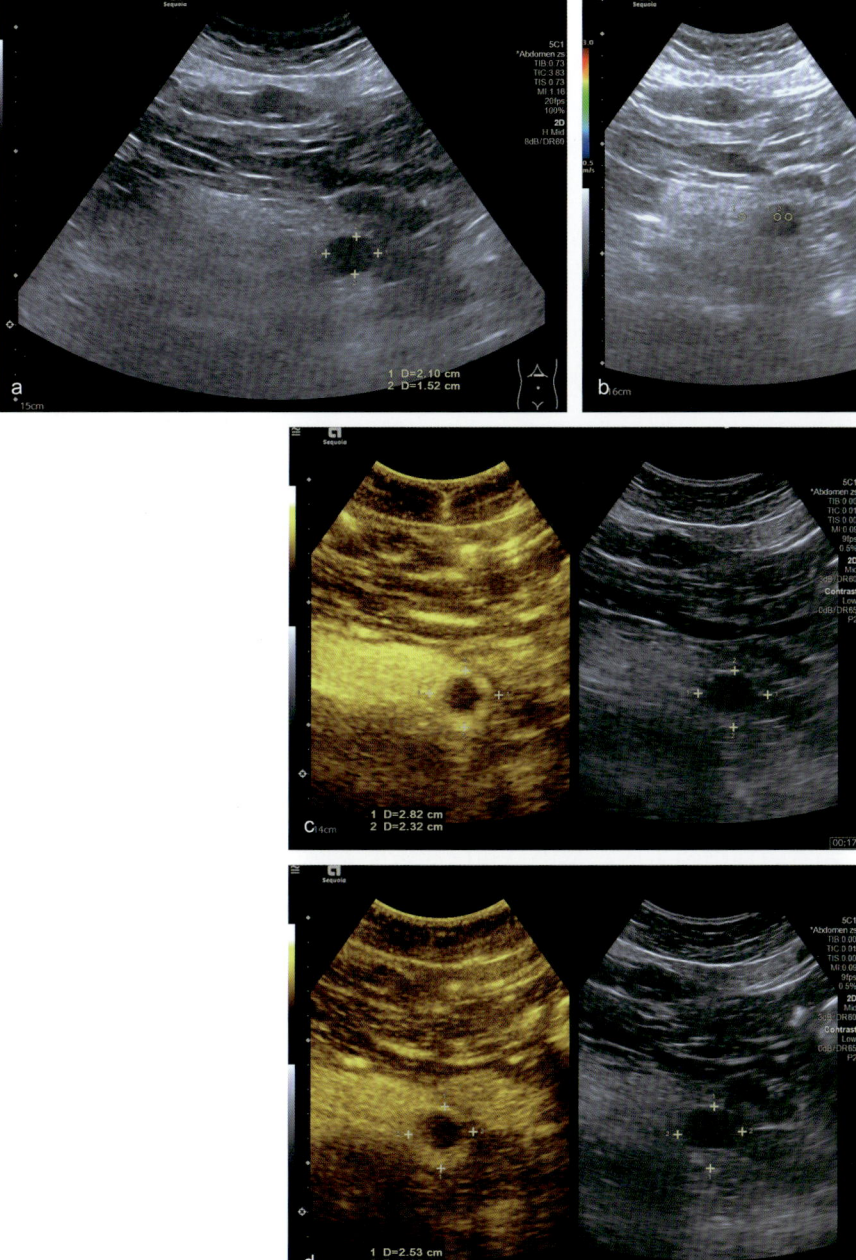

图 3-10 病例 2 超声表现

病例 ③

[病史]

患者，女性，68岁，1个月前体检，行超声检查发现胰腺囊性占位，遂至当地医院行上腹部平扫+增强CT示胰腺尾部较大囊性灶。患者偶有腹部隐约不适，不伴腹痛、腹泻、黑便、油腻感等。当地医院未予特殊治疗。患者精神可，二便如常，体重无明显变化。入院诊断：胰腺恶性肿瘤。

[超声表现]

胰尾部可见55 mm×63 mm无回声团块，边界尚清，形态尚规则，壁上见不规则稍高回声的结节状凸起，CDFI未见明显彩色血流信号（图3-11a）。门静脉前方胰体厚度8 mm。超声造影：注射超声造影剂后，胰尾部病灶壁上结节状凸起始终与周边实质同步增强同步减退（图3-11b、c）。超声提示：胰尾囊性占位，考虑良性病变，浆液性囊腺瘤可能性大。

[手术病理]

(1) 术中所见：见肿块位于胰尾部，最大径约6.5 cm，肿块呈囊性，边界尚清。考虑为胰尾占位，性质待定，决定行胰体尾联合脾脏切除术。

(2) 术后病理：胰腺黏液性囊腺瘤，伴肿瘤出血及胆固醇性结晶沉积，肿瘤与脾脏纤维性粘连。胰腺切缘未见肿瘤累及。

[分析与讨论]

患者为中老年女性，偶有腹部隐约不适，超声见胰尾部较大无回声团块，边界清晰，壁上不规则稍高回声突起，主胰管未见扩张，超声造影示胰尾部病灶壁上突起始终与周边同步增强同步减退。结合CT表现，故考虑胰腺良性囊性肿瘤。

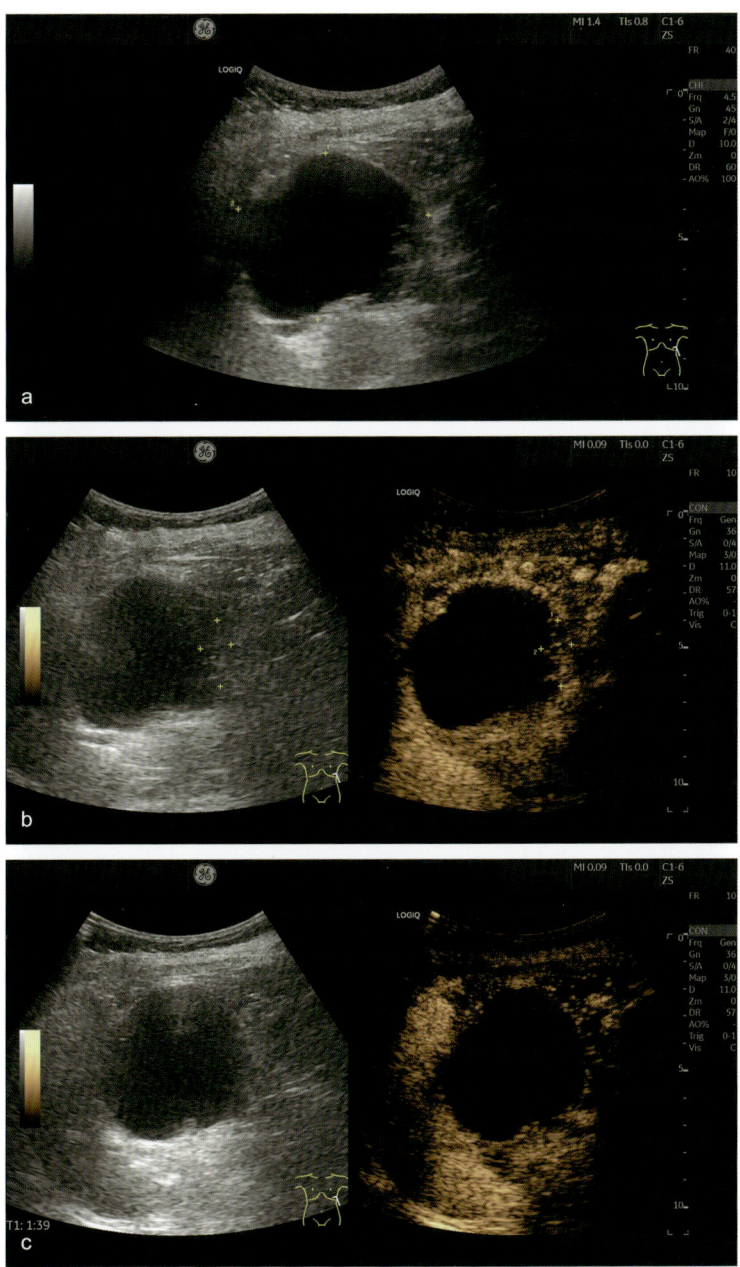

图 3-11 病例 3 超声表现

病例 ❹

[病史]

患者,女性,59岁。患者体检,查得多项血清学肿瘤标志物水平升高,CEA:5.72 ng/mL(参考值:<5 ng/mL),CA19-9:257.29 U/mL(参考值:<34 ng/mL),CA242:150 U/mL(参考值:<23 U/mL),CA50:66.27 U/mL(参考值:<20 U/mL),CA72-4:24.61 U/mL(参考值:<7 U/mL)。我院胰腺增强CT示:胰尾IPMN可能性大。患者食欲可,睡眠差,大小便无殊,近期体重减轻2 kg。入院诊断:胰腺恶性肿瘤。

[超声表现]

胰腺实质回声密集增强,胰尾部脾肾间隙可见36 mm×38 mm囊实性团块,边界不清,形态尚规则,内见数枚强回声团块伴声影,CDFI未见明显彩色血流信号(图3-12a)。门静脉前方胰体厚度8.5 mm。超声造影:注射超声造影剂后,胰体尾部病灶20 s开始增强,呈整体不均匀低增强,峰值时强度低于周边腺体(图3-12b),静脉期和延迟期始终呈低回声改变(图3-12c)。超声提示:胰体尾部囊性占位伴多发钙化,考虑良性病变,黏液性囊腺瘤或IPMN可能。

[CT表现]

CT示胰腺尾部见低密度灶,约45 mm×27 mm,内见散在斑点、小条状钙化灶,增强后大部无强化,内见细小分隔样轻度强化影,与胰管相通,主胰管轻度扩张。CT提示:胰尾IPMN可能性大。

[手术病理]

(1)术中所见:肿块位于胰体部,最大径约4 cm,肿块囊实性,质地偏硬,边界尚清。考虑为胰体尾IPMN癌变,决定行胰体尾联合脾脏切除术。

(2)术后病理:胰腺黏液性癌,癌组织累及胰腺周围纤维脂肪组织。胰腺切缘未见癌累及。

[分析与讨论]

患者为中年女性,查多项肿瘤指标均有升高,包括CA19-9,超声示胰尾囊实性团块,边界不清,内伴多发钙化,行超声造影后,病灶表现为动脉期不均匀低增强,静脉期和延迟期低增强改变,故考虑恶性病变。CT示与胰管相通,主胰管轻度扩张,但超声图像上并不明显,因此需注意与IPMN癌变的鉴别。

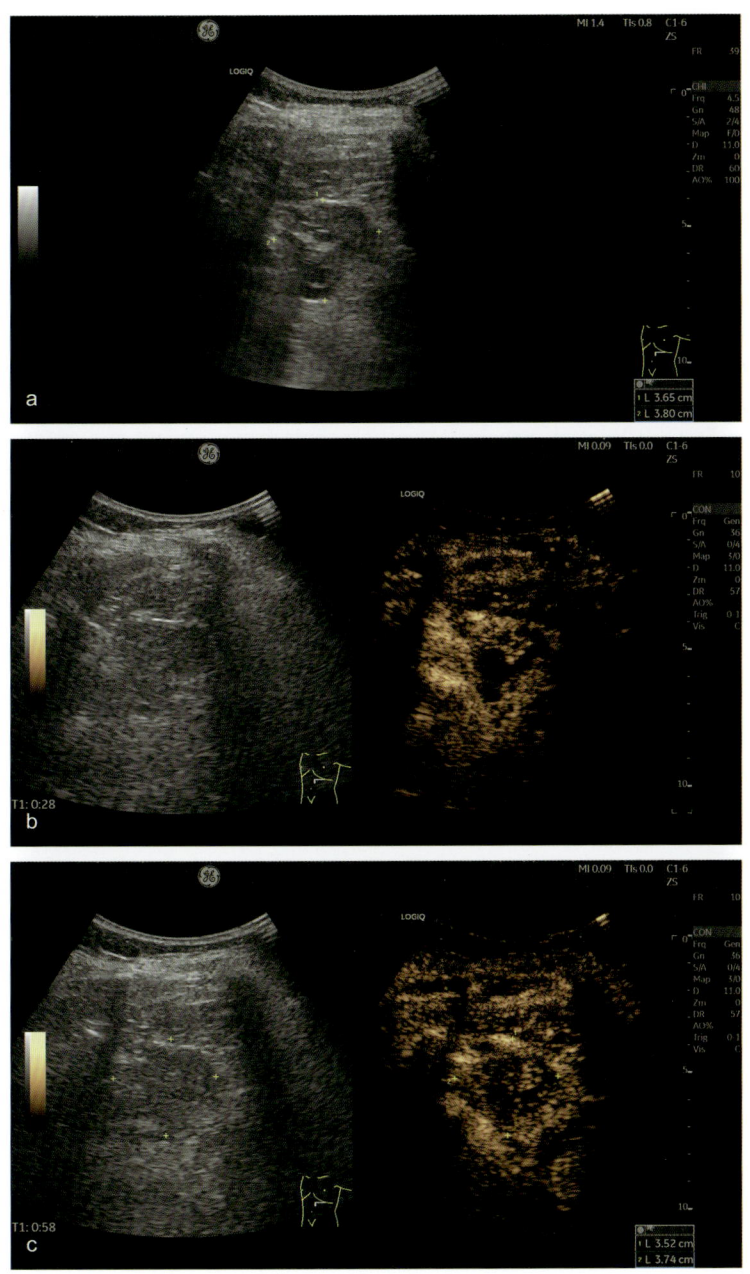

图3-12 病例4超声表现

(董怡 于凌云 魏丽)

参考文献

[1] Nilsson L N, Keane M G, Shamali A, et al. Nature and management of pancreatic mucinous cystic neoplasm (MCN): a systematic review of the literature[J]. Pancreatology, 2016, 16(6):1028-1036.

[2] Shao C, Feng X, Yu J, et al. A nomogram for predicting pancreatic mucinous cystic neoplasm and serous cystic neoplasm[J]. Abdominal Radiology (New York), 2021, 46(8):3963-3973.

[3] Gao J, Han F, Wang X, et al. Multi-phase CT-based radiomics nomogram for discrimination between pancreatic serous cystic neoplasm from mucinous cystic neoplasm[J]. Frontiers in Oncology, 2021, 11:699812.

[4] Ardeshna D R, Cao T, Rodgers B, et al. Recent advances in the diagnostic evaluation of pancreatic cystic lesions[J]. World Journal of Gastroenterology, 2022, 28(6):624-634.

[5] Burk K S, Knipp D, Sahani D V. Cystic pancreatic tumors[J]. Magnetic Resonance Imaging Clinics of North America, 2018, 26(3):405-420.

[6] Yoon J G, Smith D, Ojili V, et al. Pancreatic cystic neoplasms: a review of current recommendations for surveillance and management[J]. Abdominal Radiology (New York), 2021, 46(8):3946-3962.

第四节 · 胰腺神经内分泌肿瘤

胰腺神经内分泌肿瘤（pancreatic neuroendocrine tumor，pNET）是起源于胰岛细胞的一类异质性肿瘤，年发病率为0.32/100 000至0.43/100 000不等[1, 2]，仅次于胰腺导管腺癌，并且发病率呈逐年递增的趋势。临床上根据有无激素分泌功能将pNET分为有功能性和无功能性。有功能性pNET包括胰岛素瘤、胰高血糖素瘤、胃泌素瘤及血管活性肠肽瘤等。大多数pNET临床上表现为生长缓慢的生物学行为惰性的肿瘤，然而部分病灶可以表现为具有侵袭性的恶性肿瘤表现，临床实践中，外科手术仍然是治愈pNET的唯一方法。预后与疾病的病理分级和临床分期密切相关，5年总体生存率为7%~75%[3]。

一、病理表现

1. 大体观

肿块切面呈红色或棕褐色。pNET较小时，多数与周围实质分界清楚；较大时，可广泛浸润周围腺泡组织，并可侵犯血管和神经。罕见情况下可呈实性或小梁状细胞簇混合，并在硬化间质中伴有非肿瘤性导管。

2. 显微镜下表现

pNET的组织学表现特点是器官样生长，细胞有序排列，伴数量不同的纤维性间质，坏死少见，组织学上分为实性结构或梁状结构。pNET细胞多为胞质嗜酸性，细胞核主要为圆形均一、深染表现，染色质呈胡椒盐样，核仁不明显，核分裂象低。胰腺神经内分泌癌（pancreatic neuroendocrine carcinoma，pNEC）组织学特点为弥漫性实性片状或不规则巢状，常见地图样坏死。呈弥漫性片状生长的pNEC为高度非典型的小至中等细胞，胞质稀少、细胞核深染，核仁不明显，局灶核膜呈铸型样。

肿瘤分级和分化是影响pNET临床行为的关键因素。分级是指肿瘤细胞的增殖活性，通过有丝分裂率和（或）Ki-67指数来衡量，分化是指肿瘤细胞与正常细胞相似的程度。分化良好的pNET由排列在胰岛或小梁中的小的单形细胞组成，具有"胡椒盐"的染色模式。相反，低分化肿瘤通常表现为广泛坏死的多形性细胞片。根据2019年WHO胰腺神经内分泌肿瘤分类，肿瘤分级是依据有丝分裂计数和Ki-67指数对pNET病灶进行定义（表3-1），其中低级别（G1级）肿瘤的有丝分裂计数为（0~1）/10高倍镜（HPF）或Ki-67指数为0%~2%，中等级别（G2级）肿瘤的有丝分裂计数为（2~20）/10 HPF或Ki-67指数为3%~20%，高级别（G3级或神经内分泌癌）肿瘤的有丝分裂计数>20/10 HPF或Ki-67指数>20%。pNET是一类具有高度异质性的肿瘤，因此肿瘤分级应该在病理标本中有丝分裂最活跃的区域进行测量。G1、G2和G3级的pNET被定义为分化良好的pNET，而分化较差的pNET是pNEC。

表3-1　2019年WHO胰腺神经内分泌肿瘤的分类

分类/分级	Ki-67指数	有丝分裂指数（/10 HFP）
pNET（分化好）		
G1级	<3%	<2
G2级	3%~20%	2~20
G3级	>20%	>20
pNEC（分化差）		
G3级	>20%	>20

二、临床表现

临床上将胰腺神经内分泌肿瘤（pNET）分为有功能性和无功能性两种。无功能性肿瘤的症状通常是非特异性的，与肿瘤压迫周围组织或其他器官有关，由于影像学检查的普及，这些无功能性肿瘤越来越多地在早期被影像学检查偶然发现。而有功能性肿瘤常伴有明显的激素综合征，这有助于早期诊断，从而改善疾病预后。尽管有功能性和无功能性肿瘤在临床表现上存在明显差异，但诊断和治疗方法很大程度上是相似的。大多数pNET为单发病灶，也可能与几种遗传性癌症综合征有关。pNET的实验室表现与病理分级有关，低级别分化良好的病灶肿瘤标志物大多无明显异常；而分化差的pNEC可以出现血清CA19-9、CEA及NSE等水平异常增高。

临床上对于<2 cm的无功能性pNET建议影像学与实验室检查相结合进行随访，但是近年来对这种处理方案出现一定的争议[4]。手术是治疗局灶性pNET的主要处理手段，晚期和分化差的pNEC需进行系统性的综合治疗。

三、影像学表现

（一）超声表现

pNET病灶在常规超声图像上多表现为边界清楚、形态规则的类圆形低回声实性团块。病灶以单发为主，较大的病灶内部回声可呈不均质，病灶内较少出现囊变和钙化。且较少出现主胰管及胆总管扩张。约39%的pNET彩色多普勒超声可以测及病灶内丰富的彩色血流信号。

pNET在超声造影图像上表现为典型的动脉期快速均匀高增强或等增强，既往研究发现63%~95%的pNET动脉期呈高增强表现[5-8]。较大的病灶在增强过程中内部可以出现始终不增强的坏死区。

pNET超声造影表现还与病理分级相关，G1级和G2级病灶多数动脉期至延迟期始终呈均匀的高增强或等增强表现，而G3级和pNEC多数表现为动脉期不均匀高增强或等增强，而延迟期减退呈低增强表现[9-11]，也可呈动脉期低增强。

近几年，超声影像组学对于术前预测pNET分级和疾病侵袭性的能力已经得到了证实，无论是单独采用超声图像特征，还是与其他临床信息相结合，都表现出满意的诊断结果。基于常规灰阶超声的影像组学特征对鉴别诊断pNET G1、G2与G3的准确性＞80.0%；敏感性和特异性分别＞75%和80%[12]。此外，基于超声造影的深度学习模型联合临床特征的研究结果能准确预测pNET病灶的侵袭性，诊断准确性可高达85%，敏感性和特异性均＞75%[13]。

（二）CT及MRI表现

在增强CT或增强MRI上，pNET动脉期以高增强表现为主，静脉期和延迟期呈轻度高增强。低级别的pNET的典型特征是明显均匀强化。胰管扩张更常见于高级别神经内分泌肿瘤。高级别（G3和pNEC）肿瘤的特征是病灶较大，且边界不清，在动脉期表现为轻度到中度强化，而在静脉期则表现为典型的低信号。

典型病例

[病史]

患者，男性，71岁，体检发现胰头占位。患者无恶心、呕吐，无呕血、黑便，无腹泻，无畏寒、发热。患者自发病以来精神尚可，胃纳佳，夜眠可，大小便无殊，体重无明显减轻。入院后实验室检查显示血清学肿瘤标志物均阴性。

[超声表现]

常规超声显示胰头部可见16 mm×15 mm低回声实质占位，边界清，形态规则（图3-13a），CDFI未见明显彩色血流信号（图3-13b）。注射超声造影剂SonoVue后，显示胰头病灶19 s开始增强，稍早于周围胰腺实质，21 s达峰值，达峰时呈整体均匀高增强（图3-13c），静脉期和延迟期始终呈高增强表现（图3-13d）。

[MRI表现]

增强MRI显示胰头部结节状肿块，T1WI呈低信号，T2WI呈稍高信号，DWI呈稍高信号，增强动脉期结节呈明显强化，静脉期和延迟期持续强化。

[手术病理]

（1）术中所见：患者行胰十二指肠切除术，术中可见胰腺大小7 cm×5 cm×3 cm，距离切缘0.2 cm处一灰黄色肿物，肿块切面呈灰白、灰黄色，大小1.8 cm×1.5 cm×1.5 cm，质中，与主胰管毗邻。

（2）术后病理：胰头神经内分泌肿瘤，核分裂象不易找见，Ki-67指数（1%+），未见明确神经束侵犯及脉管内瘤栓，切缘未见肿瘤累及。检出胰周淋巴结9枚，均未见肿瘤转移。诊断为pNET G1级。

[分析与讨论]

患者为老年男性,发现胰头实质占位,边界清,形态规则,主胰管未见明显扩张,超声造影病灶动脉期至延迟期始终呈整体均匀高增强。表现出典型的胰腺神经内分泌肿瘤影像学特征,容易与肿块型胰腺炎鉴别。肿块型胰腺炎通常有胰腺炎病史,病灶边界欠清,形态不规则,部分可出现主胰管扭曲、扩张;注射造影剂后通常呈均匀等增强或稍高增强表现。

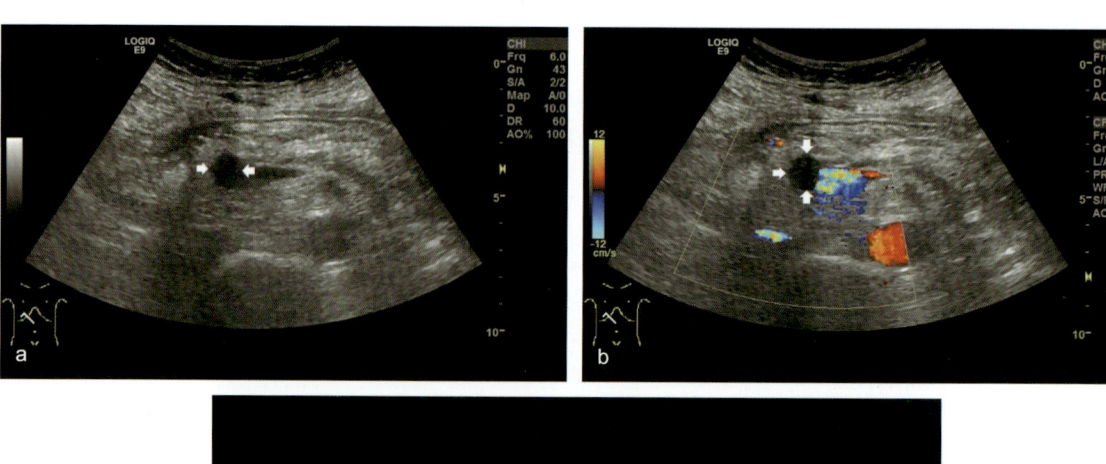

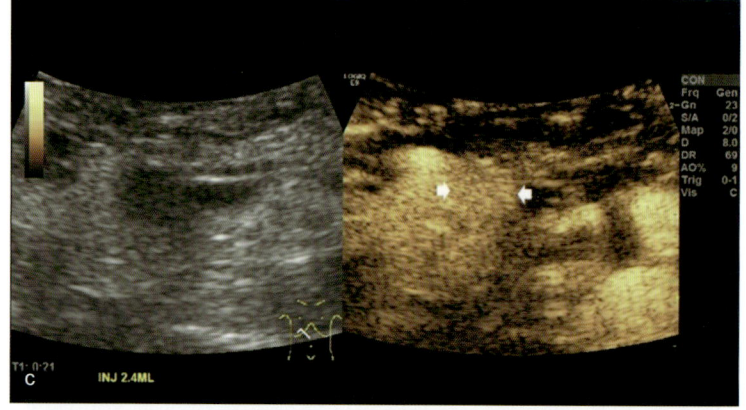

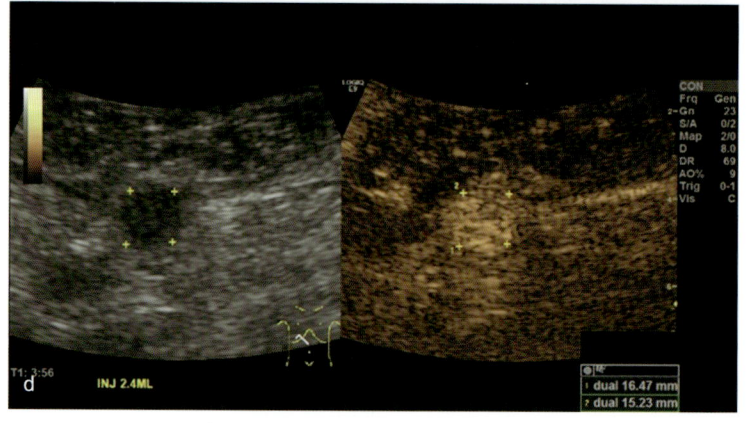

图 3-13　病例 1 超声表现

病例 ❷

[病史]

患者，男性，57岁，体检发现胰头肿块。患者无恶心、呕吐，无呕血、黑便，无腹泻，无畏寒、发热。患者自发病以来精神尚可，胃纳佳，夜眠可，大小便无殊，体重无明显减轻。入院后实验室检查显示血清学肿瘤标志物均阴性。

[超声表现]

常规超声检查示胰头部可见49 mm×48 mm低回声团块，边界清楚，形态规则，病灶内见片状无回声区（图3-14a）。CDFI显示肿块内可见丰富短线状彩色血流信号（图3-14b）。注射超声造影剂SonoVue后，显示胰头病灶14 s开始增强，19 s达峰值，达峰时肿块呈整体不均匀高增强（图3-14c），静脉期和延迟期始终呈稍高增强表现（图3-14d）。

[MRI表现]

增强MRI显示胰头部可见肿块，边界清晰，T1WI呈低信号，T2WI呈稍高信号，DWI呈稍高信号，增强动脉期结节呈明显不均匀强化，静脉期和延迟期持续强化。

[手术病理]

（1）术中所见：患者行胰十二指肠切除术，距离胰腺切缘1.5 cm处见3.5 cm×3.0 cm×2.5 cm灰白色肿块，质中，界限清。

（2）术后病理：胰头神经内分泌肿瘤，核分裂象不易找见，Ki-67指数：1%阳性，未见明确神经束侵犯及脉管内瘤栓，切缘未见肿瘤累及。检出胰周淋巴结未见肿瘤转移。诊断为pNET G1级。

[分析与讨论]

患者为中老年男性，无明显不适。常规超声表现为边界清、形态规则的囊实性占位，病灶表现为膨胀性生长，主胰管未见明显扩张，可与胰腺恶性肿瘤鉴别；超声造影和MRI均始终呈不均匀高增强，未见明显包膜样强化，可以与胰腺实性假乳头状瘤进行鉴别。

84 | 胰腺肿瘤超声造影

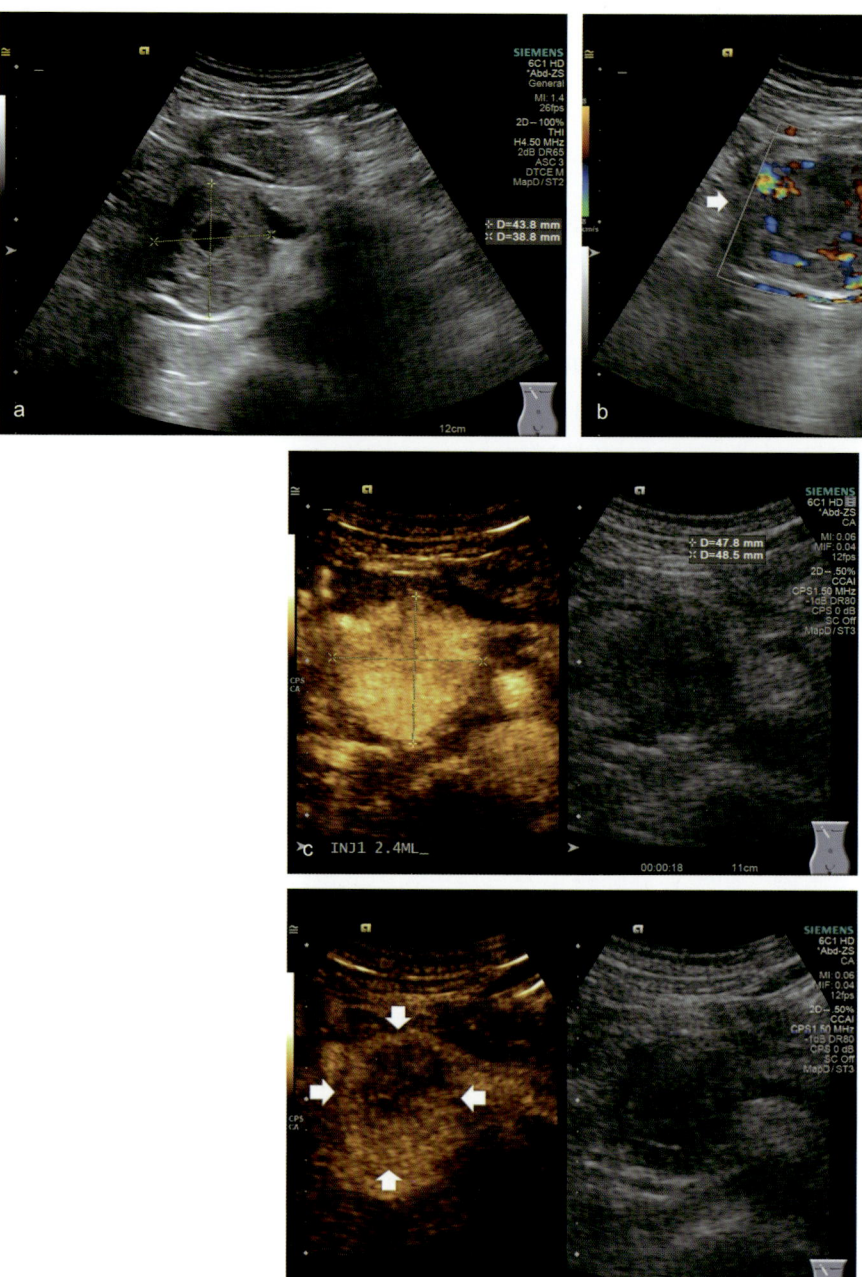

图3-14 病例2超声表现

病例 ❸

[病史]

患者，女性，73岁，反复腹痛伴左侧腰背部放射痛8个月余。外院超声检查发现胰体部占位，外院检查示脂肪酶和淀粉酶异常增高。患者自发病以来精神尚可，胃纳佳，夜眠可，大小便无殊，体重无明显减轻。入院后查血清神经元特异性烯醇化酶升高，其余肿瘤标志物未见明显异常。

[超声表现]

常规超声检查示胰体部可见38 mm×24 mm低回声实质肿块，边界不清，形态欠规则（图3-15a），主胰管扩张，内径约3.3 mm，CDFI显示病灶内部可见少许短线状彩色血流信号（图3-15b）。注射超声造影剂SonoVue后，显示胰体部病灶15 s开始增强，36 s达峰值，达峰时呈等回声改变（图3-15c），第69 s时，肿块内部分区域消退呈稍低回声改变，静脉期和延迟期始终呈稍低回声改变（图3-15d）。

[MRI表现]

增强MRI显示胰体部见32 mm×24 mm异常信号影，T1WI呈稍低信号，T2WI呈稍高信号，边界欠清，近端胰管稍扩张。增强后动脉期呈低信号，静脉期和延迟期始终呈低信号改变。

[手术病理]

（1）手术过程：患者行内镜超声引导下胰腺肿块穿刺活检，采用19G穿刺针获取2条组织条。

（2）手术病理：结合免疫组化标记结果，为pNET G3级，Ki-67指数：约60%阳性。

[分析与讨论]

患者为老年女性，以左腰背部疼痛为主诉。常规超声表现为边界不清，形态不规则的胰腺实质肿块，且伴主胰管扩张。超声造影肿块呈动脉期等增强，静脉期和延迟消退呈低增强的表现。该例患者同时伴有血清神经元特异性烯醇化酶升高。结合以上超声及实验室检查特征，可与胰腺导管腺癌进行鉴别。

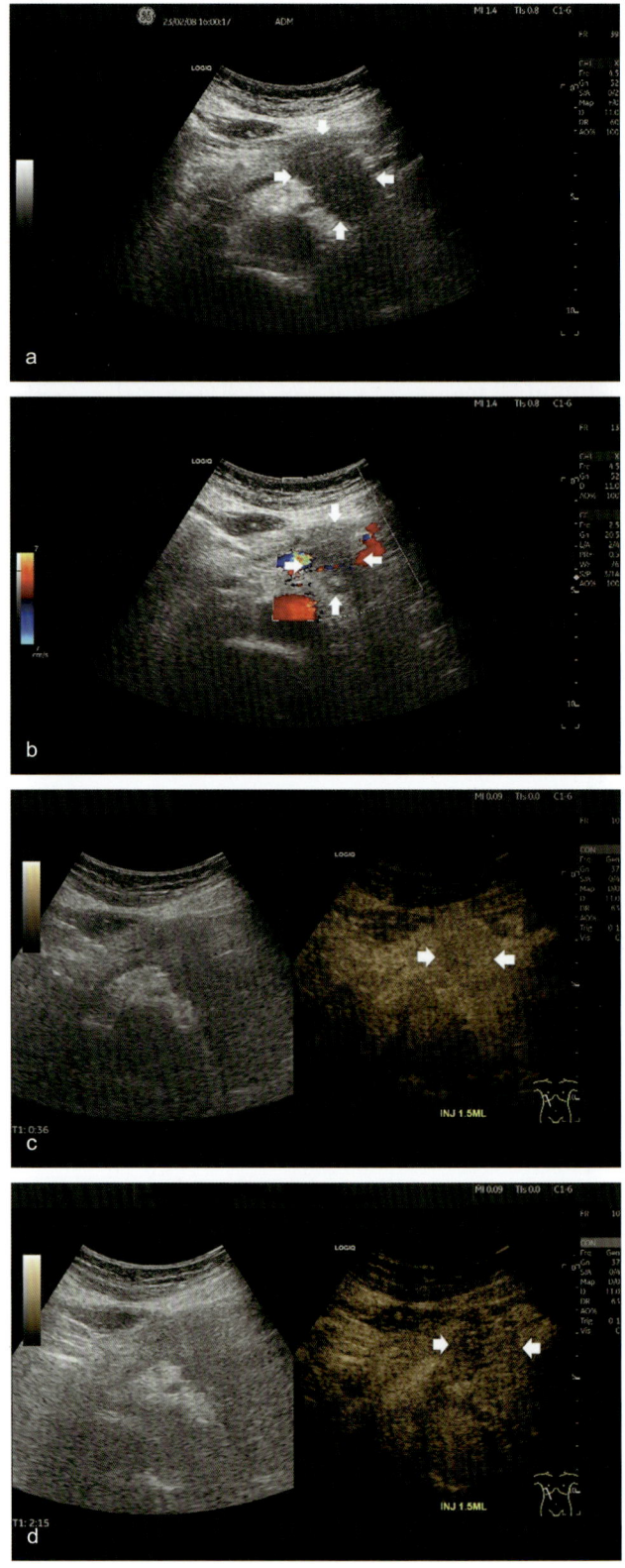

图 3-15　病例 3 超声表现

病例 4

[病史]

患者，男性，20岁，1年前外院检查发现胰腺占位，当地医院考虑良性病变，患者无明显不适遂定期随访。近2个月出现反复上腹部疼痛，外院检查发现胰腺颈部肿块明显增大。患者自发病以来精神尚可，胃纳佳，夜眠可，大小便无殊，体重无明显减轻。入院后查血清神经元特异性烯醇化酶明显升高，其余肿瘤标志物未见明显异常。

[超声表现]

常规超声检查示胰头部可见31 mm×23 mm低回声团块，边界不清，形态尚规则，主胰管扩张，内径约4.8 mm（图3-16a）。CDFI显示胰头部低回声实质占位内可见丰富短线状彩色血流信号（图3-16b）。注射超声造影剂SonoVue后，显示胰头病灶16 s开始增强，19 s达峰值，达峰时呈整体不均匀低增强（图3-16c），静脉期和延迟期始终呈低增强表现（图3-16d）。

[MRI表现]

增强MRI显示胰头部肿块，T1WI呈低信号，T2WI呈稍高信号，DWI呈稍高信号，增强动脉期结节呈不均匀轻度强化，静脉期和延迟期持续轻度强化。

[手术病理]

（1）术中所见：患者行胰十二指肠切除术，距离切缘0.5 cm处胰腺实质内见一直径约3 cm的肿块，灰黄色，质硬，界限不清。

（2）术后病理：胰头神经内分泌肿瘤，核分裂象8/10 HPF，Ki-67指数：约60%阳性，周围神经束侵犯，脉管内见瘤栓，瘤内出现小灶坏死。检出胰周淋巴结见肿瘤转移。诊断为胰腺神经内分泌癌。

[分析与讨论]

患者为20岁年轻男性，反复上腹部疼痛2个月余，超声检查发现胰头部实质肿块，边界不清，形态尚规则，伴主胰管扩张。超声造影和MRI病灶始终呈低增强表现。以上影像学表现均提示胰腺恶性肿瘤。该病例血清神经元特异性烯醇化酶明显升高且CA19-9水平正常有助于与胰腺导管腺癌鉴别。

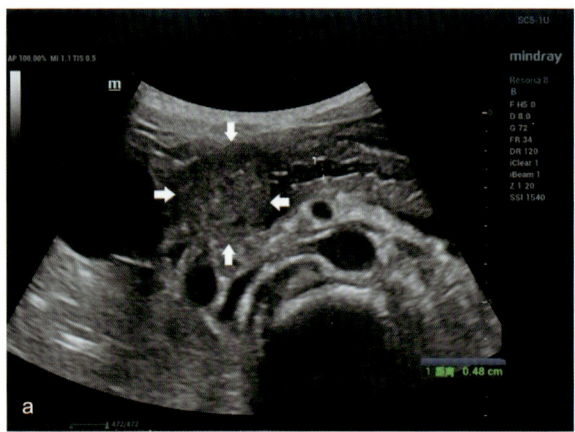
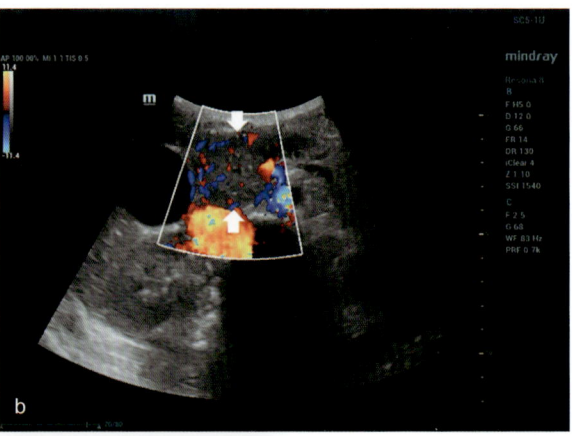
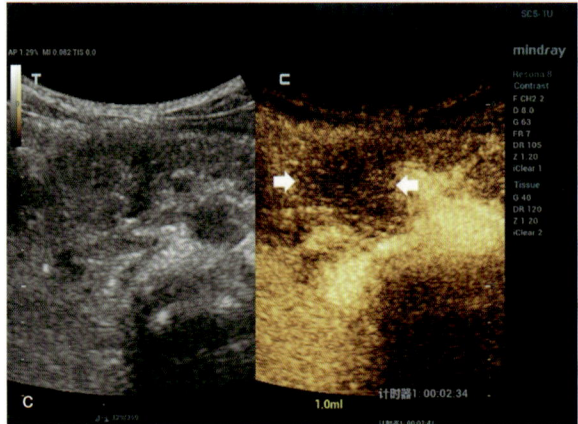
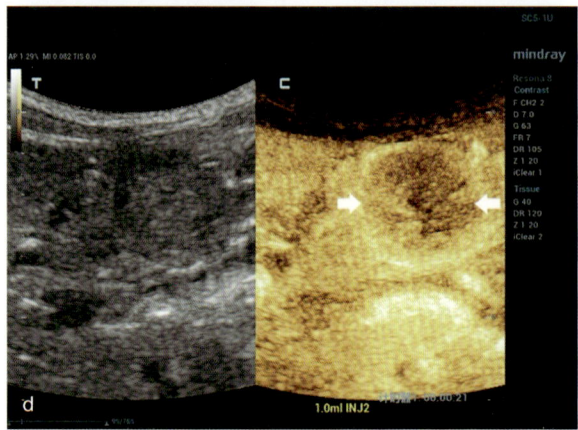

图3-16 病例4超声表现

(董怡 张磊 杨道辉)

参考文献

[1] Lawrence B, Gustafsson B I, Chan A, et al. The epidemiology of gastroenteropancreatic neuroendocrine tumors[J]. Endocrinol Metab Clin North Am, 2011, 40(1):1-18, vii.

[2] Dasari A, Shen C, Halperin D, et al. Trends in the incidence, prevalence, and survival outcomes in patients with neuroendocrine tumors in the United States[J]. JAMA Oncol, 2017, 3(10):1335-1342.

[3] Cives M, Strosberg J R. Gastroenteropancreatic neuroendocrine tumors[J]. CA Cancer J Clin, 2018, 68(6):471-487.

[4] Partelli S, Bartsch D K, Capdevila J, et al. ENETS consensus guidelines for standard of care in neuroendocrine tumours: surgery for small intestinal and pancreatic neuroendocrine tumours[J]. Neuroendocrinology, 2017, 105(3):255-265.

[5] Sofuni A, Tsuchiya T, Itoi T. Ultrasound diagnosis of pancreatic solid tumors[J]. J Med Ultrason (2001), 2020, 47(3):359-376.

[6] Rockall A G, Reznek R H. Imaging of neuroendocrine tumours (CT/MR/US)[J]. Best Pract Res Clin Endocrinol Metab, 2007, 21(1):43-68.

[7] Dietrich C F, Sahai A V, D'Onofrio M, et al. Differential diagnosis of small solid pancreatic lesions[J]. Gastrointest Endosc, 2016, 84(6):933-940.

[8] Yang D, Wang D, Qiu Y, et al. Incidental nonfunctioning pancreatic neuroendocrine tumors: contrast enhanced ultrasound features in diagnosisl[J]. Clin Hemorheol Microcirc, 2022, 80(4):343-352.

[9] Ishikawa R, Kamata K, Hara A, et al. Utility of contrast-enhanced harmonic endoscopic ultrasonography for predicting the prognosis of pancreatic neuroendocrine neoplasms[J]. Dig Endosc, 2021, 33(5):829-839.

[10] Palazzo M, Napoleon B, Gincul R, et al. Contrast harmonic EUS for the prediction of pancreatic neuroendocrine tumor aggressiveness (with videos)[J]. Gastrointest Endosc, 2018, 87(6):1481-1488.

[11] Yang D H, Cheng J, Tian X F, et al. Prediction of pathological grades of pancreatic neuroendocrine tumors based on dynamic contrast-enhanced ultrasound quantitative analysis[J]. Diagnostics (Basel), 2023, 13(2):238.

[12] Dong Y, Yang D H, Tian X F, et al. Pancreatic neuroendocrine tumor: prediction of tumor grades by radiomics models based on ultrasound images[J]. Br J Radiol, 2023, 96(1149):20220783.

[13] Huang J, Xie X, Wu H, et al. Development and validation of a combined nomogram model based on deep learning contrast-enhanced ultrasound and clinical factors to predict preoperative aggressiveness in pancreatic neuroendocrine neoplasms[J]. Eur Radiol, 2022, 32(11):7965-7975.

第五节·胰腺实性假乳头状瘤

胰腺实性假乳头状瘤（solid pseudopapillary tumors，SPT）是一类罕见的良性或低度恶性肿瘤，发病机制尚不清楚，肿瘤细胞来源尚不明确。根据WHO第5版指南，胰腺SPT是一种低级别胰腺恶性肿瘤，由黏附性差的上皮细胞组成，缺乏特异性的胰腺上皮分化线。关于SPT的起源有两种基本理论：一种认为它们来自多能胰腺细胞，另一种认为它们起源于女性生殖器芽[1]。它们在胰腺外分泌肿瘤中所占比例不到2%[2]。SPT可以发生于任何人群中，但是以20~40岁中青年女性好发[3]。

SPT也较常发生于青春期儿童，女孩明显多于男孩，平均发病年龄分别为13岁和12岁。绝大多数SPT患儿自然病程较长，完全手术切除后预后良好，长期效果良好。即使肿瘤发生局部浸润，手术切除后预后仍然很好；极少数病例出现局部复发，复发者再次手术后也可以得到很好的远期效果。远处转移罕见，以肝脏转移最常见，其次为腹腔脏器、淋巴结和皮下转移等，其预后较差。

一、病理表现

1. 大体观

胰腺SPT通常表现为单发、圆形或类圆形、边界清楚的肿块。切面可见实性区、出血坏死区及假性囊腔，病灶有明显包膜样结构。

2. 显微镜下表现

病灶内常常可见毛细血管上的假乳头状结构、玻璃样小体、胞质内空泡及核凹槽等结构。病灶的实性和假乳头状结构被黏附性差的细胞覆盖，细胞质呈嗜酸性或空泡化。细胞核呈卵圆形，内嵌分散的染色质。有丝分裂不常见，Ki-67表达量低。与泡沫组织细胞发生肉芽肿性反应的胆固醇结晶聚集也是该肿瘤的典型特征。免疫组化染色有助于鉴别SPT与其他胰腺肿瘤，β-连环蛋白、CD10及上皮细胞钙黏蛋白是诊断SPT的重要标志。几乎100%的病例可见β-连环蛋白的核阳性染色及CD10的细胞膜阳性表达。部分肿瘤细胞的突触素和嗜铬粒蛋白呈阳性[4]。

二、临床表现

腹痛是最常见的临床表现，非特异性的表现如恶心、发热、黄疸及体重减轻等也可以出现。患者也可以表现为无明显临床症状，为体检时偶然发现。实验室检查肿瘤标志物无明显特异性表现。

胰腺SPT具有明确的恶性潜能，因此建议外科治疗以根治性手术为主，即使出现局部侵犯或局限性转移，仍然推荐手术治疗。化疗对该疾病无明显作用。有15%~20%的患者出现局部侵犯和远处转移[5]。但总体预后良好，总体5年生存率高达95%~97%，而10年生存率达93%[6]。

三、影像学表现

（一）超声表现

1. 常规超声

SPT多数表现为边界清楚的低回声圆形或类圆形占位，周边可见纤维包膜结构。<3 cm的SPT主要表现为实性占位或者以实性占位为主，包膜结构显示不清；而多数病灶>3 cm，病灶内容易出现出血、坏死，以不均质混合回声团块表现为主[7]。有报道，约66.6%的SPT病灶实性成分内可见钙化[8]，以点状或蛋壳样钙化表现为主。较大的病灶压迫主胰管时可见主胰管轻度扩张。当病灶恶变时，可见主胰管明显扩张。SPT很少发生远处转移，以肝转移最多见，转移灶以多发实性肿块为主。淋巴结转移较少见。

2. 超声造影

注射超声造影剂后，SPT病灶内实性部分呈同步增强或稍晚于周围胰腺实质开始增强。动脉期病灶主要表现为等增强或低增强，而动脉期等增强、延迟期低增强为SPT最常见的增强表现。病灶周围包膜的环状增强、病灶内部滋养血管及肺泡巢样表现也是SPT的典型表现，并且这些典型的超声造影征象出现的概率与病灶大小呈正比[8, 9]。超声造影时病灶内出现扭曲的滋养血管提示为SPT恶变可能。

（二）CT表现

SPT典型表现为出血、囊变导致的边界清楚的囊实性肿块，病灶周边可见钙化，增强CT扫描可见病灶周边强化。

（三）MRI表现

典型表现为T1加权图像上低信号和T2加权图像上不均匀高信号。T2加权图像上可以清楚显示病灶纤维包膜结构。增强MRI显示动脉早期病灶外周实性部分不均匀强化，晚期逐渐向内填充。

较小的病灶通常以实性成分为主，没有明显的包膜结构。少数病灶内可以出现大量钙化灶，主胰管扩张，向包膜外侵犯和远处转移。

典型病例

病例 1

[病史]

患者，女性，31岁，体检发现胰头区直径约28 mm类圆形结节伴边缘钙化，考虑胰头SPT伴出血可能性大。为求进一步治疗转诊我院。患者无明显腹痛、腹泻症状，皮肤、巩膜无黄染，二便无殊，体重无明显减轻。实验室检查血清学肿瘤标志物水平均正常。

[超声表现]

胰头部见38 mm×30 mm低回声实质占位，边界尚清，形态不规则，病灶外周环绕不规则强回声团块（图3-17a），CDFI未见明显彩色血流信号。超声剪切波弹性成像显示病灶内剪切波弹性值Vs为0.88~1.12 m/s（图3-17b）。注射超声造影剂后，病灶从动脉期至延迟期始终未见明显增强（图3-17c、d）。超声提示胰头SPT可能性大。

[CT/MRI表现]

增强CT示胰头部直径约31 mm的等密度灶，边缘钙化，增强后强化不明显；考虑胰头部SPT伴出血或慢性血肿可能性大。

增强MRI示胰头部结节状异常信号灶，边界清晰，大小约31 mm×21 mm，T2WI大部分为低信号、边缘环状高信号，T1WI为稍高信号伴边缘环状低信号，增强扫描未见强化；考虑SPT伴出血可能性大。

[手术病理]

（1）术中所见：胰腺实质内见一囊性肿物，大小约4 cm×3.5 cm×3 cm，切面显著出血、囊性变。

（2）术后病理：胰腺实性假乳头状瘤，镜下大部分为出血坏死组织，其边缘见少量上皮样小圆细胞肿瘤。

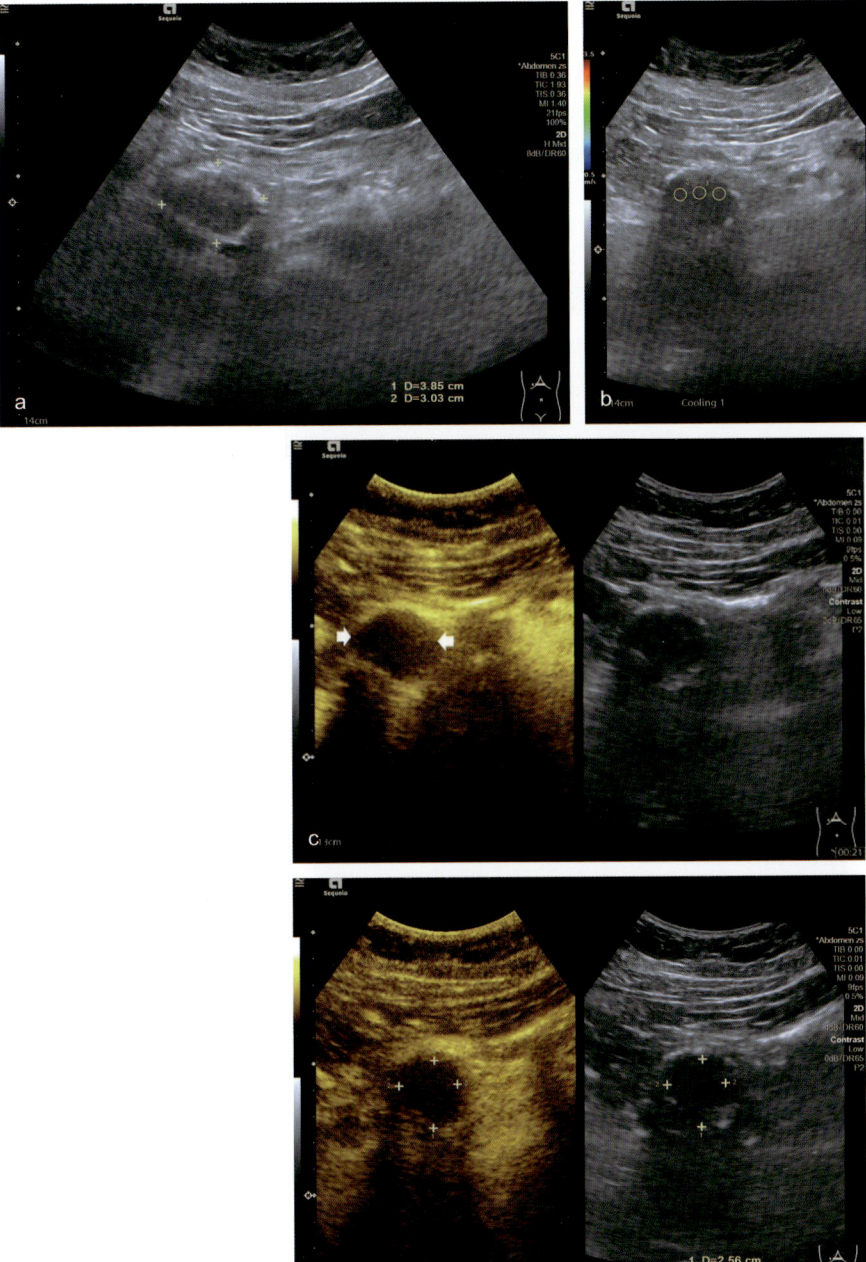

图 3-17 病例 1 超声表现

病例 ❷

[病史]

患者，男性，33岁，体检发现胰腺占位1周，外院CT提示胰腺体尾部占位，为进一步诊治就诊我院。否认腹痛、腹胀、恶心、呕吐等症状。体重无明显下降。

[超声表现]

胰腺体尾部见48 mm×34 mm囊实性团块，边界欠清，形态欠规则，CDFI未见明显彩色血流信号（图3-18a、b）。注射超声造影剂后，病灶18 s开始不均匀增强，26 s达峰值，达峰时呈等增强表现，病灶内见片状始终无明显增强区，146 s开始消退呈稍低回声改变，延迟期始终呈低回声改变（图3-18c、d）。超声提示：胰腺体尾部SPT可能性大。

[CT/MRI表现]

增强CT示胰腺体尾部见37 mm×50 mm囊实性肿块，呈分叶状，内见较粗大钙化灶，增强后呈延迟不均匀强化，后方胰管稍增宽；考虑胰腺体尾部实性假乳头状瘤可能。

增强MRI示胰腺体尾部见囊实性团块状异常信号影，大小约44 mm×50 mm，T1WI呈稍低信号及点状高信号影，T2WI呈稍高混杂信号影，DWI呈高信号，ADC呈低信号，增强扫描呈较明显不均匀渐进性强化，病灶突出包膜外呈杯口样改变；考虑胰腺体尾部MT伴少许出血可能。

[手术病理]

(1) 术中所见：胰腺体尾部实质见一肿块，大小约5 cm×4 cm×3.5 cm，切面灰红、灰褐色，略呈乳头状。

(2) 术后病理：胰腺体尾部实性假乳头状瘤，肿瘤累及胰腺周围纤维脂肪组织。

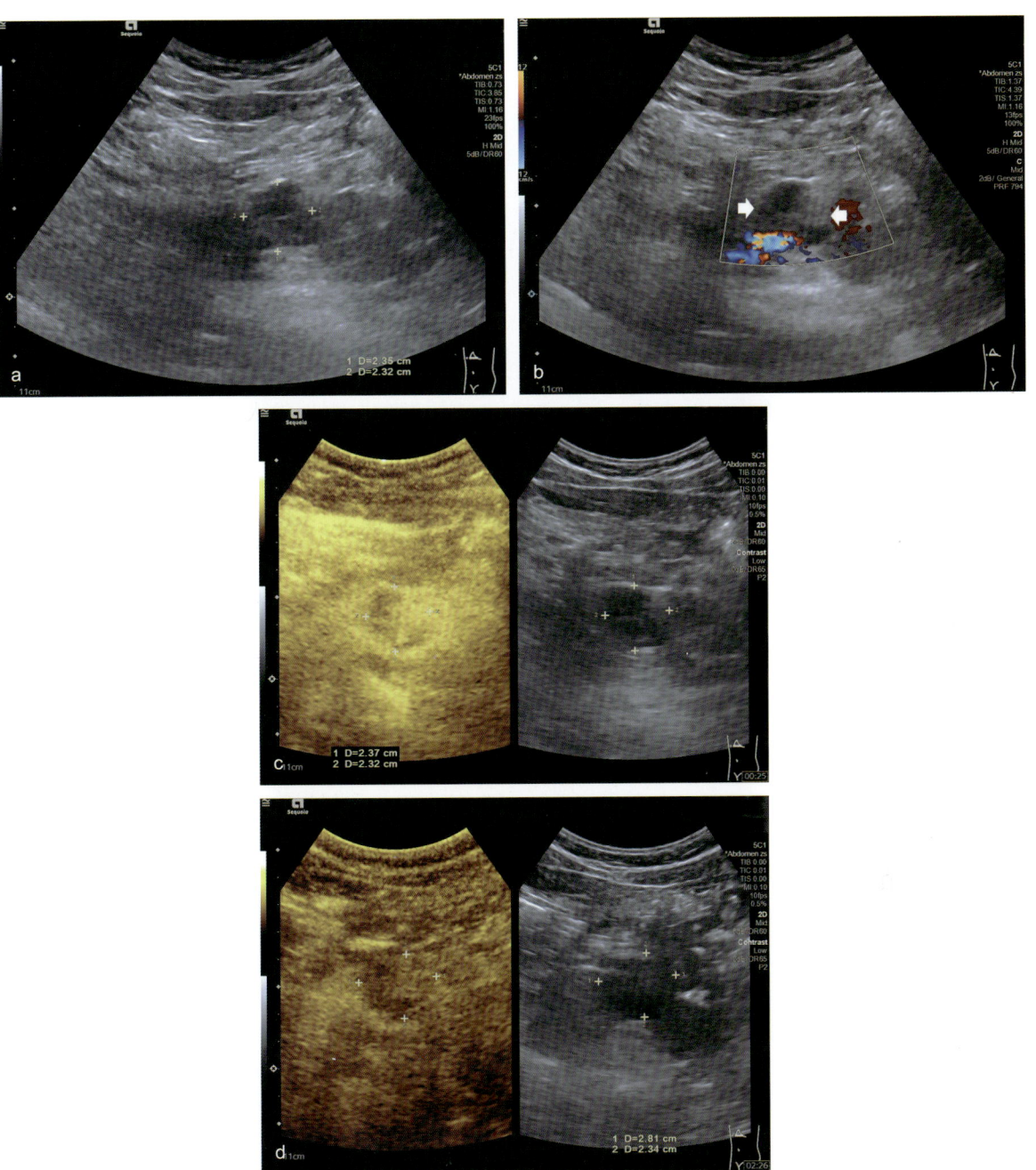

图 3-18 病例 2 超声表现

病例 ❸

[病史]

患者，女性，40岁，体检发现胰体部占位3年余，超声提示良性病变可能，近期外院MRI提示胰腺IPMN或囊腺瘤可能，血清学肿瘤标志物水平正常。为进一步治疗就诊我院。患者无明显腹痛、腹泻症状，皮肤巩膜无黄染，二便无殊，体重无明显减轻。

[超声表现]

胰体部见18 mm×13 mm低回声实性团块，边界尚清，形态尚规则，主胰管未见明显扩张（图3-19a），CDFI显示病灶内未见明显彩色血流信号（图3-19b）。注射超声造影剂后，病灶14 s开始增强，呈整体不均匀低增强，17 s达峰值，达峰时强度低于周围胰腺实质（图3-19c）；25 s开始消退，静脉期和延迟期始终呈低增强表现（图3-19d）。

[CT表现]

增强CT示胰颈部见15 mm×16 mm结节，增强后动脉期轻度强化，边界尚清，静脉期呈稍低密度。

[手术病理]

（1）术中所见：胰腺实质内见灰白色结节，大小约15 mm×15 mm，切面灰白色，质中，界尚清。

（2）术后病理：胰体部实性假乳头状瘤，可见肿瘤包绕神经束。检出胰周淋巴结未见转移。

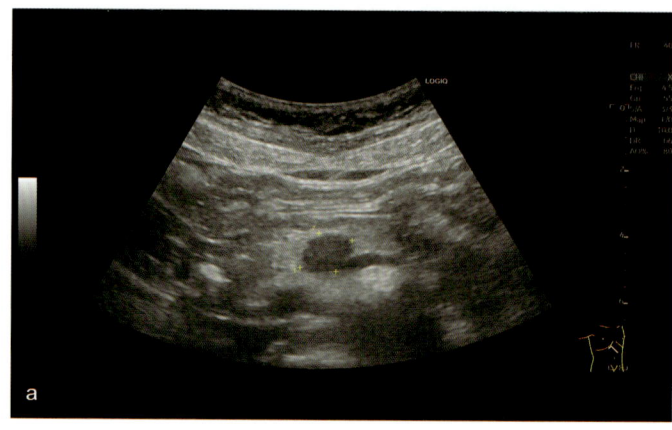

图3-19　病例3超声表现

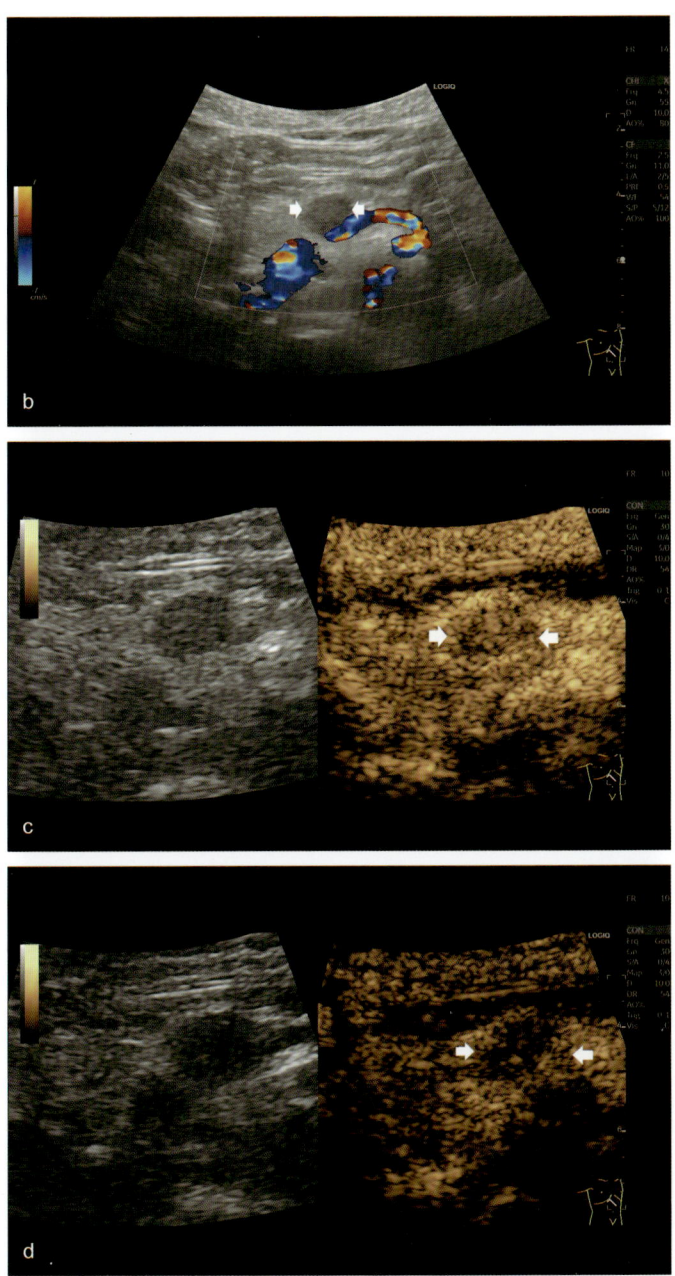

图 3-19（续） 病例 3 超声表现

病例 ❹

[病史]

患者，女性，45岁，反复上腹痛3年，再发加重4天。外院CT平扫示左上腹部占位，胰腺来源可能性大。增强MRI示胰体尾部占位，考虑实性假乳头状瘤伴瘤内出血可能性大。为进一步诊治转诊我院。实验室检查血清学肿瘤标志物水平均正常。

[超声表现]

常规超声：胰腺体尾部见68 mm×53 mm不均质囊实性团块，部分边界欠清，形态不规则（图3-20a），CDFI显示病灶周边见少许短线状彩色血流信号（图3-20b）。注射超声造影剂后，病灶13 s开始增强，呈整体不均匀低增强，17 s达峰值，达峰时呈不均匀等增强（图3-20c）；26 s开始消退呈低增强，静脉期和延迟期始终呈低增强表现，病灶周边可见包膜样强化（图3-20d）。

[CT表现]

增强CT示胰腺体尾部见64 mm×48 mm不均匀等密度或稍高密度灶，增强动脉期呈不均匀轻至中等强化，静脉期持续强化，病灶下缘局部包膜结构欠连续，病灶内部分区域始终未见强化。

[手术病理]

（1）术中所见：胰腺体尾部见灰褐色肿块，大小约85 mm×55 mm，切面暗褐色，部分囊性变，囊内见坏死及血块样物，实性区呈暗褐色，质地嫩，易碎。

（2）术后病理：胰体部实性假乳头状瘤伴出血坏死、囊性变。检出胰周淋巴结未见转移。

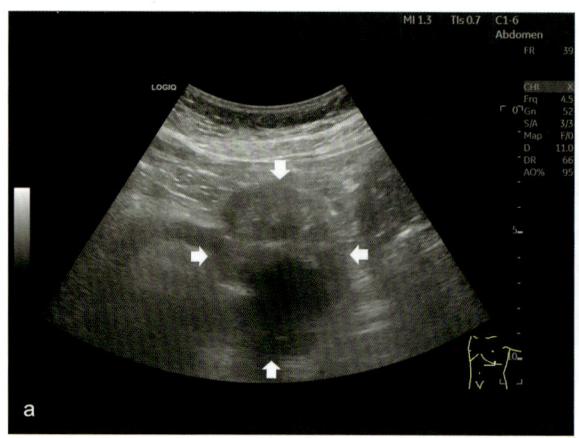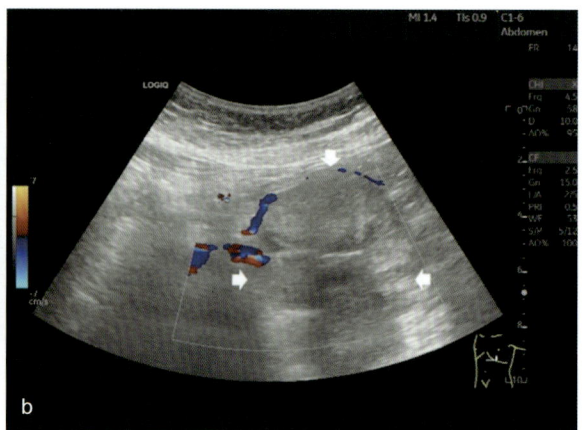

图3-20 病例4超声表现

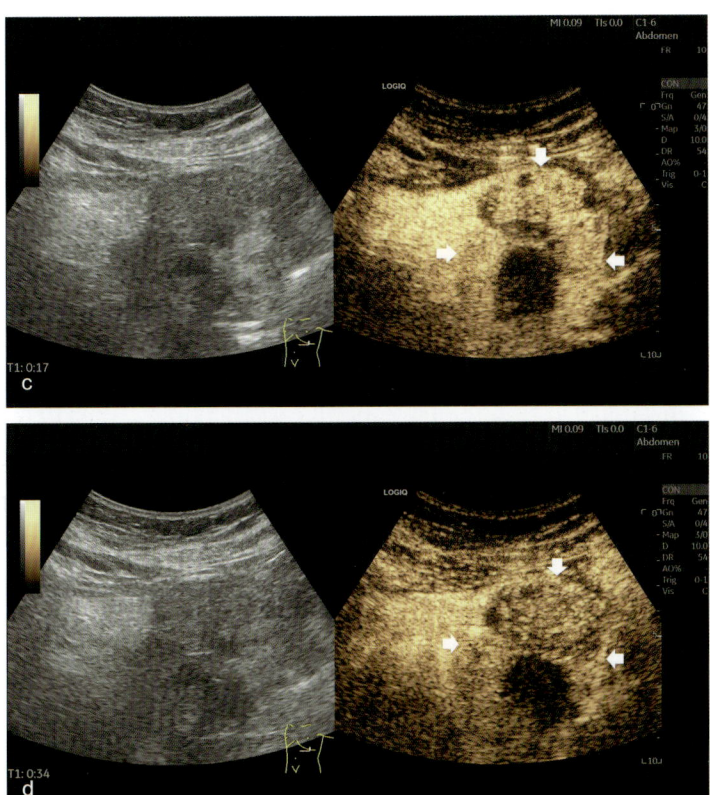

图 3-20（续） 病例 4 超声表现

病例 ❺ （儿童 SPT）

[病史]

患儿，男性，10 岁，因无明显诱因下出现阵发性上腹部疼痛，可自行缓解，有呕吐，无腹胀、便秘，不伴发热、寒战等症状，曾于外院就诊，怀疑胃肠炎，给予输液治疗，效果差，行超声检查提示：右上腹混合回声包块，考虑平滑肌肉瘤，进一步查腹部增强 CT 示：胰头及钩突部实性占位性病变，考虑胰腺母细胞瘤或胰腺神经内分泌肿瘤。为求进一步诊治来我院就诊。病程中，患儿神志清，精神可，胃纳佳，二便无殊，体重无异常增减。实验室检查血清学肿瘤标志物水平均正常。

[超声表现]

胰腺头部见大小约 95 mm × 61 mm 的混合回声肿块，边界清，形态规则，内部回声不均匀，可见片状无回声区，实质部分呈乳头状改变，CDFI 显示病灶内部未见明显血流信号（图 3-21）；主胰管扩张；肿块周边肠管受压推移。超声提示：胰头混合性肿块，考虑胰腺实性假乳头状瘤可能。

[CT表现]

增强CT示胰腺头部见截面大小约68 mm×60 mm的囊实性密度灶，内见多发斑点状钙化，边缘光整。增强后不均匀强化，动脉期实质部分呈轻度强化，门静脉期和延迟期呈明显强化。考虑胰头部实性假乳头状瘤可能性大，胰腺母细胞瘤待排。

[手术病理]

（1）术中所见：肿物位于胰头部，直径约8 cm，质硬，部分肿瘤侵犯结肠中静脉，未侵犯下腔静脉和腹主动脉，整个胰腺体尾部质地均较硬。胰头与十二指肠交界浆膜处见大小为8 cm×6 cm×6 cm的肿块，切面暗红色，质地软，部分灰黄色。

（2）镜下所见：肿瘤细胞呈乳头状围血管排列，细胞卵圆形，核分裂罕见，伴大片坏死。

（3）术后病理："胰腺"实性假乳头状瘤，累及包膜，未侵犯胰腺实质；胃肠切缘、胰腺切缘均未见肿瘤累及。

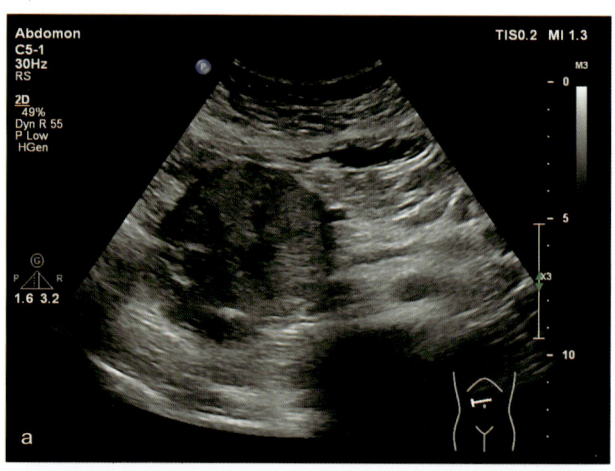

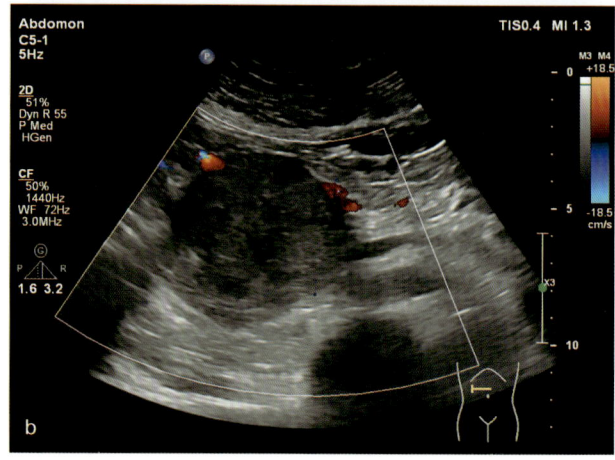

图 3-21　病例 5 超声表现

病例 ❻ （儿童SPT）

[病史]

患儿，女性，12岁，因"无明显诱因下出现间歇性左腹隐痛，疼痛无放射，休息后可缓解，伴恶心、呕吐"于外院就诊，查超声、CT、MRI示：胰腺头部实性占位性病变，实性假乳头状瘤可能性大。为求进一步手术治疗，遂至我院就诊。起病以来，患儿精神尚可，睡眠可，胃纳欠佳，二便无殊。实验室检查血清学肿瘤标志物水平均正常。

[超声表现]

胰头见32 mm×26 mm实质性稍高回声肿块，边界清晰，有包膜，形态规则，内部回声不均匀，可见条索样强回声。CDFI显示病灶内见血流信号，RI 0.65。主胰管扩张，内径约1.8 mm。超声提示：胰头部实性假乳头状瘤可能（图3-22）。

[CT表现]

增强CT示胰头部35 mm×29 mm的低密度灶，增强后呈延迟不均匀强化，各期CT值约为37、46、94 HU。考虑胰头部实性假乳头状瘤可能性大。

[手术病理]

（1）术中所见：探查肿物累及胰头部，直径约4 cm。切面见一灰红灰白色肿块，大小为3 cm×2 cm×1 cm。肿瘤未侵犯下腔静脉和腹主动脉，周围肝门部见肿大淋巴结，行肿瘤活检。

（2）术后病理："胰腺肿物"形态提示实性假乳头状瘤，肿瘤未累及十二指肠肠壁，肿瘤累及胰腺周围脂肪组织；胃切、肠切阴性；十二指肠大乳头部及胰腺切缘均阴性。

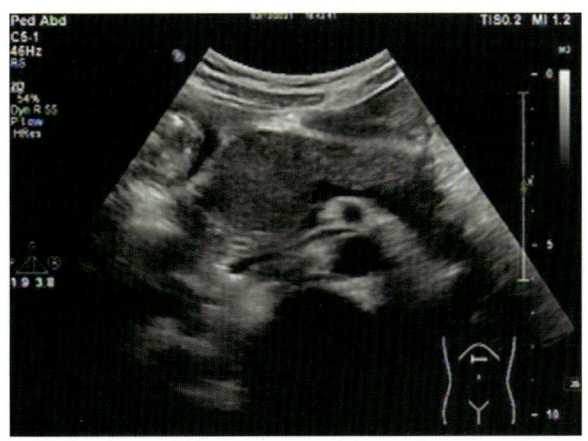

图3-22 病例6超声表现

病例 7 （儿童SPT）

[病史]

患儿，男性，13岁，因"外伤后左侧腹痛"于当地医院行腹部CT检查发现胰尾部实性占位性病变，进一步增强CT检查示"胰腺尾部占位，考虑胰腺母细胞瘤"，建议手术治疗。为求进一步诊治来我院就诊。病程中，患儿无腹痛、腹胀，无体重下降，胃纳好，无呕吐，无腹泻等不适。实验室检查血清学肿瘤标志物水平均正常。

[超声表现]

胰腺尾部可见大小约77 mm×72 mm的实性低回声肿块，边界清晰，形态尚规则，内部回声不均匀，可见小片状及裂隙样无回声区，CDFI显示病灶内未见明显血流信号（图3-23）。

超声提示：胰腺尾部实性肿块，考虑胰腺实性假乳头状瘤可能。

[CT表现]

增强CT示胰腺体尾部大小约72 mm×71 mm的类圆形稍低密度肿块，密度欠均匀，增强后边缘清楚，肿块周围可见正常胰腺实质、呈抱球样，增强后不均匀强化，各期CT值约为40、46、67、65 HU，肿块局部紧贴胃壁。考虑胰尾部实性假乳头状瘤（SPT）可能性大。

[手术病理]

（1）术中所见：肿瘤位于胰腺体尾部，大小约6 cm×7 cm，质硬，肿瘤包绕近脾门处脾静脉，脾静脉受压明显，远端扩张明显，直径约1 cm。

（2）术后病理："胰腺肿物"形态提示实性假乳头状瘤。胰腺切缘阴性。

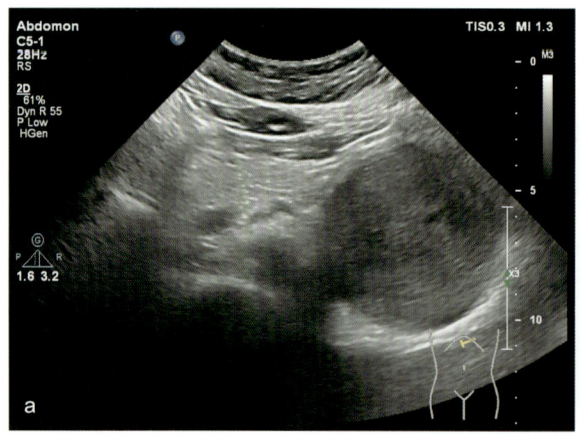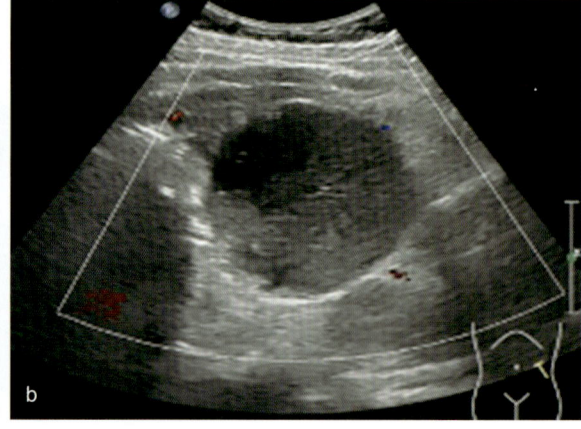

图3-23 病例7超声表现

（董怡 龚伟 杨自逸）

参考文献

[1] Naar L, Spanomichou D A, Mastoraki A, et al. Solid pseudopapillary neoplasms of the pancreas: a surgical and genetic enigma[J]. World J Surg, 2017, 41(7):1871-1881.

[2] Antoniou E A, Damaskos C, Garmpis N, et al. Solid pseudopapillary tumor of the pancreas: a single-center experience and review of the literature[J]. In Vivo, 2017, 31(4):501-510.

[3] Choi J Y, Kim M J, Kim J H, et al. Solid pseudopapillary tumor of the pancreas: typical and atypical manifestations[J]. AJR Am J Roentgenol, 2006, 187(2):W178-W186.

[4] Dinarvand P, Lai J. Solid pseudopapillary neoplasm of the pancreas: a rare entity with unique features[J]. Arch Pathol Lab Med, 2017, 141(7):990-995.

[5] Papavramidis T, Papavramidis S. Solid pseudopapillary tumors of the pancreas: review of 718 patients reported in English literature[J]. J Am Coll Surg, 2005, 200(6):965-972.

[6] Adams A L, Siegal G P, Jhala N C. Solid pseudopapillary tumor of the pancreas: a review of salient clinical and pathologic features[J]. Adv Anat Pathol, 2008, 15(1):39-45.

[7] Sofuni A, Tsuchiya T, Itoi T. Ultrasound diagnosis of pancreatic solid tumors[J]. J Med Ultrason (2001), 2020, 47(3):359-376.

[8] Kataoka K, Ishikawa T, Ohno E, et al. Differentiation between solid pseudopapillary neoplasm of the pancreas and nonfunctional pancreatic neuroendocrine neoplasm using endoscopic ultrasound[J]. Pancreas, 2022, 51(1):106-111.

[9] Xu M, Li X J, Zhang X E, et al. Application of contrast-enhanced ultrasound in the diagnosis of solid pseudopapillary tumors of the pancreas: imaging findings compared with contrast-enhanced computed tomography[J]. J Ultrasound Med, 2019, 38(12):3247-3255.

第四章
动态超声造影定量分析技术在胰腺癌非手术治疗疗效随访中的应用

第一节·胰腺癌放化疗联合治疗疗效随访

胰腺癌作为一种预后不佳、生存率低的恶性肿瘤,由于临床表现无特异性而易贻误病情,极易丧失最佳手术机会,因此其治疗方式主要为新辅助治疗,如放化疗。而放化疗是一把双刃剑,带来治疗效果的同时,伴随的副作用不容小觑。因此,定期准确随访胰腺癌的放化疗疗效至关重要。超声,凭借其便捷而无辐射的优势,成为随访胰腺癌的常用手段。本章就动态超声造影定量分析技术在随访胰腺癌的放化疗疗效的应用进行阐述。

一、超声造影定量分析

超声造影定量分析最常见的灌注参数通过脱机分析软件获得,包括达峰时间(time to peak,TTP)、曲线下面积(area under the curve,AUC)、峰值强度(peak enhancement,PE)、上升时间(arrival time,RT)、平均渡越时间(mean transit time,mTT)、上升斜率(area under wash-in curve,WiR)、下降斜率(area under wash-out curve,WoR)等[1]。研究表明,肿瘤内血管的生长与肿瘤的转移、浸润侵犯密切相关,且肿瘤内部微循环血流灌注的改变往往出现在肿瘤大小改变之前。定量分析血流灌注被认为是诊断和随访肿瘤的另一个重要辅助手段,可用于诊断特定的疾病,鉴别良恶性局灶性病变等。定量分析血流灌注是评估不同器官对治疗的疗效反应的利器,使术前明确诊断及监测微创治疗的疗效成为可能。

二、胰腺癌概述

胰腺癌是一种恶性程度很高，诊断和治疗都很困难的消化道恶性肿瘤。约90%为起源于腺管上皮的导管腺癌（PDAC），其他亚型包括腺泡癌、胰腺母细胞瘤和神经内分泌肿瘤。其病因尚未十分清楚。患者发病可能与吸烟、饮酒、高脂肪和高蛋白饮食、过量饮用咖啡、环境污染及遗传等因素相关。胰腺癌的发病率每年以0.5%至1.0%的速度上升[2]。5年生存率不到8%，是预后最差是恶性肿瘤之一。临床上，这种疾病在发展到晚期之前往往几乎没有症状，而出现症状的人通常伴有非特异性的主诉，如上腹部或背部疼痛、恶心、腹胀或大便改变，但这些表现常常会被误认为良性病变，这无疑会贻误诊断。

胰腺癌治疗方式包括手术和辅助治疗，手术是胰腺癌唯一的根治性治疗方法，可将5年生存率提高5倍[3]。但只有20%的胰腺癌患者可通过手术完全切除病灶，而其余患者由于确诊时已发生转移（40%）或已发展至局部晚期病灶（40%）而无法行手术治疗，只能进行新辅助治疗以延缓寿命或缩小病灶范围再加以手术。目前的新辅助治疗方法包括单独化疗或联合放射治疗（称为放化疗，CRT）[4]。化疗方案有GS方案（吉西他滨＋替吉奥）、AS方案（白蛋白紫杉醇＋替吉奥）、AG方案（吉西他滨＋白蛋白紫杉醇）、FOLFIRI方案（伊立替康＋5-氟尿嘧啶＋亚叶酸钙）等。新辅助治疗结合手术能够最大限度地延长患者的生存期。但是，尽管采用相同的治疗方案，一部分患者的预后和肿瘤反应会得到改善，而另一部分患者因体内毒性增加而备受痛苦。因此，在患者治疗前后分析新辅助治疗疗效可能有助于临床医生为患者选择个性化治疗，从而提高患者肿瘤治疗疗效乃至改善长期预后。

三、胰腺癌疗效评估进展

目前临床上评估胰腺癌CRT疗效的方法包括：实验室方法，如血清癌胚抗原（CEA）水平、血清糖类抗原19-9（CA19-9）水平；影像学方法，如对比增强计算机断层扫描（CE-CT）、对比增强磁共振成像（CE-MRI）、超声造影（CEUS）等。CA19-9是公认的胰腺癌血清生物标志物。与治疗前相比，手术切除或化疗后CA19-9血清水平正常化或较基线下降20%~50%以上，与患者生存时间的延长密切相关。目前，全世界公认的评价CRT疗效的成像方法是实体瘤疗效评估标准（RECIST），其原理是利用CE-CT或CE-MRI评估肿瘤解剖结构的变化。CE-CT或CE-MRI往往是通过评估肿瘤大小、病变密度和对比增强的密度或信号来跟踪和评估肿瘤反应。然而，常规影像评估的肿瘤变化率通常是在治疗开始后很久才评估的，而及早检测肿瘤反应将使医生能够更早地评估治疗效果，从而调整个性化治疗方案。因此，RECIST评估CRT疗效的精确度欠佳，原因是胰腺癌有促结缔组织增生反应，且CRT治疗引起的区域性改变，包括胰腺炎，这些都可能导致对胰腺癌病灶具体范围的高估，从而低估CRT疗效。

四、动态超声造影定量分析评估胰腺癌疗效

不同于正常血管，肿瘤新生血管常表现为异常扩张、扭曲，血管网状结构紊乱，以致肿瘤血流灌注异常。研究表明，肿瘤内血管的生长与肿瘤的转移、浸润侵犯密切相关，且肿瘤内部微循环血流灌注的改变往往出现在肿瘤大小改变之前。定量分析血流灌注被认为是诊断和随访肿瘤的另一个重要辅助手段，可用于诊断特定的疾病，鉴别良恶性局灶性病变等。定量分析血流灌注是评估不同器官对治疗的疗效反应的利器。在肿瘤治疗中，准确和客观的治疗反应评估对于决定是否继续或改变当前治疗以及评估新药至关重要。除了用于诊断、肿瘤定位、肿瘤分期，超声造影（CEUS）具有实时显示、评估肿瘤内微循环血流灌注的能力，且没有辐射和肾毒性，目前已被广泛应用于胰腺肿瘤的良恶性鉴别诊断。此外，应用动态超声造影（DCE-US）定量分析胰腺癌未切除患者的微血管血流灌注可以评估CRT治疗效果。超声造影剂是外包脂质或蛋白质、内含气体的微泡，经静脉注射后在血液循环中流动，为研究组织血流灌注提供良好媒介。患者肘前正中静脉团注超声造影剂后，连续测量病灶感兴趣区（ROI）造影剂浓度随时间的变化，监测病灶内微血管的变化。

超声造影定量分析通过由原始线性数据建立的时间−强度曲线，为临床提供了胰腺病灶内部微循环血供的定量信息。以往有研究表明，动态超声造影可以定量分析放疗前后的胰腺癌微血管灌注变化，从而精准评估胰腺癌放疗疗效[5]。也有研究进一步阐述了超声造影定量分析在胰腺癌化疗疗效评估的作用[6]。超声造影定量分析支持DICOM剪辑的线性化，使用专利曲线拟合模型评估灌注，并通过使用颜色编码在像素级别整合灌注信息来生成参数图像。此外，超声造影定量分析为胰腺病灶的鉴别诊断提供一定帮助，如邱艺杰等人的研究表明，该软件有助于鉴别胰腺癌和自身免疫性胰腺炎[7]。

五、临床价值

随着定量分析软件在超声领域的研究与发展，DCE-US定量评估胰腺癌单纯化疗、单纯放疗或放疗联合化疗疗效的作用在临床上有着广阔的前景。临床上，除了CA19-9、CEA等实验室检查以及基于CE-CT/CE-MRI的RICEST外，DCE-US定量分析为随访胰腺癌单纯化疗、单纯放疗或放疗联合化疗疗效提供了新方向。

典型病例

病例 1

[病史]

患者，女性，65岁。患者腹痛半月余，无恶心、呕吐、腹泻、腹胀、畏寒、发热、呕血、黑便、食欲减退等症状。手术剖腹探查发现网膜结节，病理证实为胰腺导管腺癌，遂予AS方案进行新辅助化疗。

[治疗前超声表现]

胰尾部见一低回声实质团块，大小约45 mm×37 mm，边界不清，形态不规则，主胰管扩张内径约2 mm（图4-1a）。CDFI显示病灶内未见明显彩色血流信号，超声剪切波弹性成像显示病灶较周围腺体硬（图4-1b、c）。超声造影见胰尾部病灶14 s开始增强，呈整体不均匀低增强，23 s达峰值，峰值时强度低于周围腺体，32 s开始消退，病灶内可见13 mm×15 mm始终不增强区，静脉期和延迟期始终呈低回声改变（图4-1d~f）。

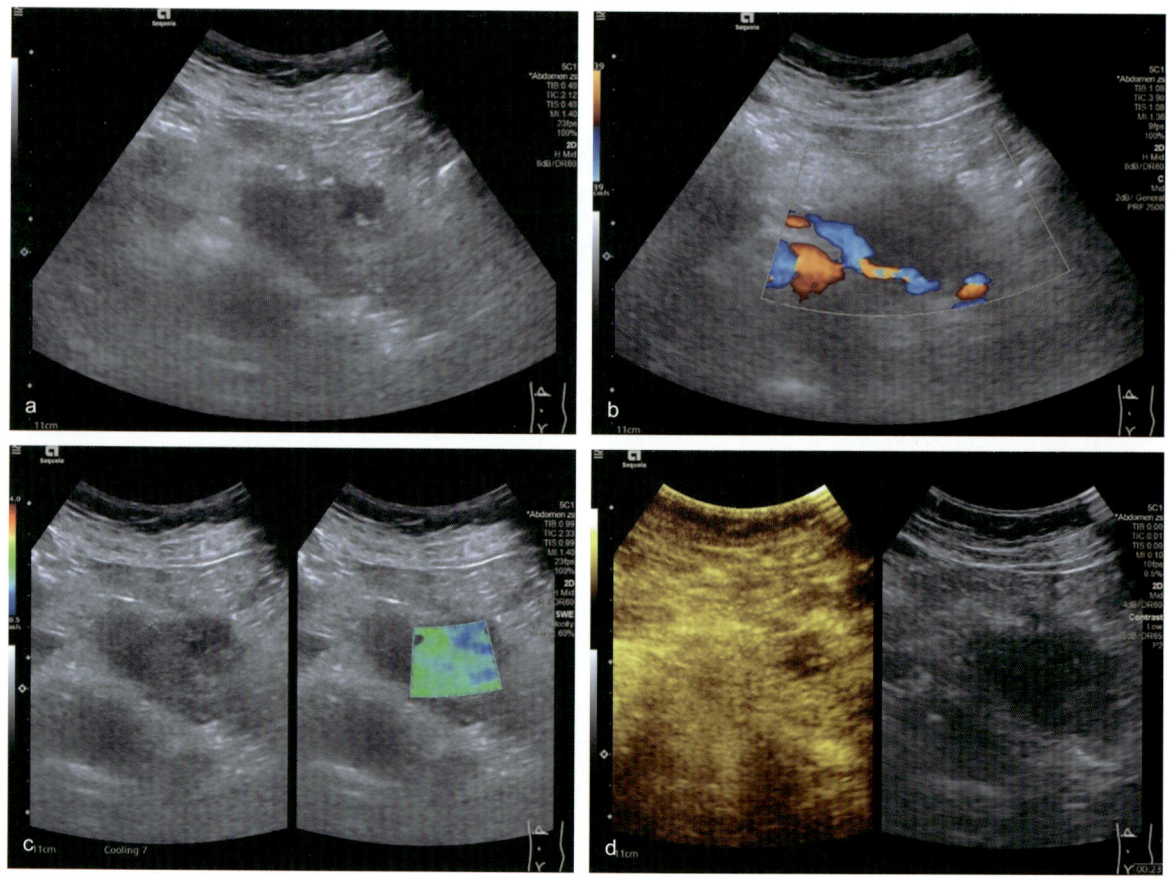

图4-1　病例1治疗前超声表现

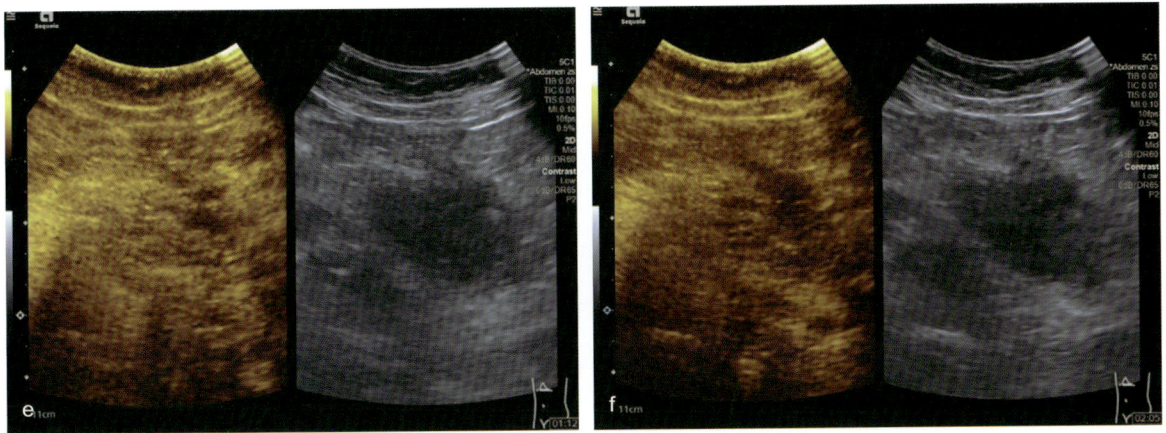

图4-1（续） 病例1治疗前超声表现

[治疗4个月后超声表现]

胰尾部紧贴脾静脉见低回声实质团块，大小约28 mm×22 mm，边界不清，形态不规则。主胰管扩张，内径约2.7 mm（图4-2a、b）。CDFI显示病灶内未见明显彩色血流信号，超声剪切波弹性成像显示病灶较周围腺体硬（图4-2c）。超声造影见胰尾部病灶15 s开始增强，呈整体不均匀稍低增强，24 s达峰值，峰值时强度低于周围腺体，30 s开始消退，静脉期和延迟期始终呈低回声改变（图4-2d~f）。

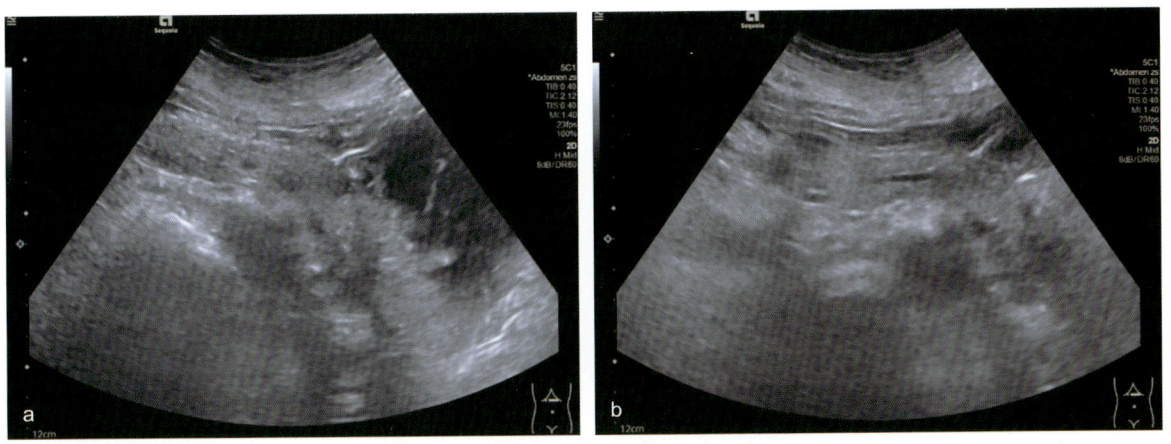

图4-2 病例1治疗4个月后超声表现

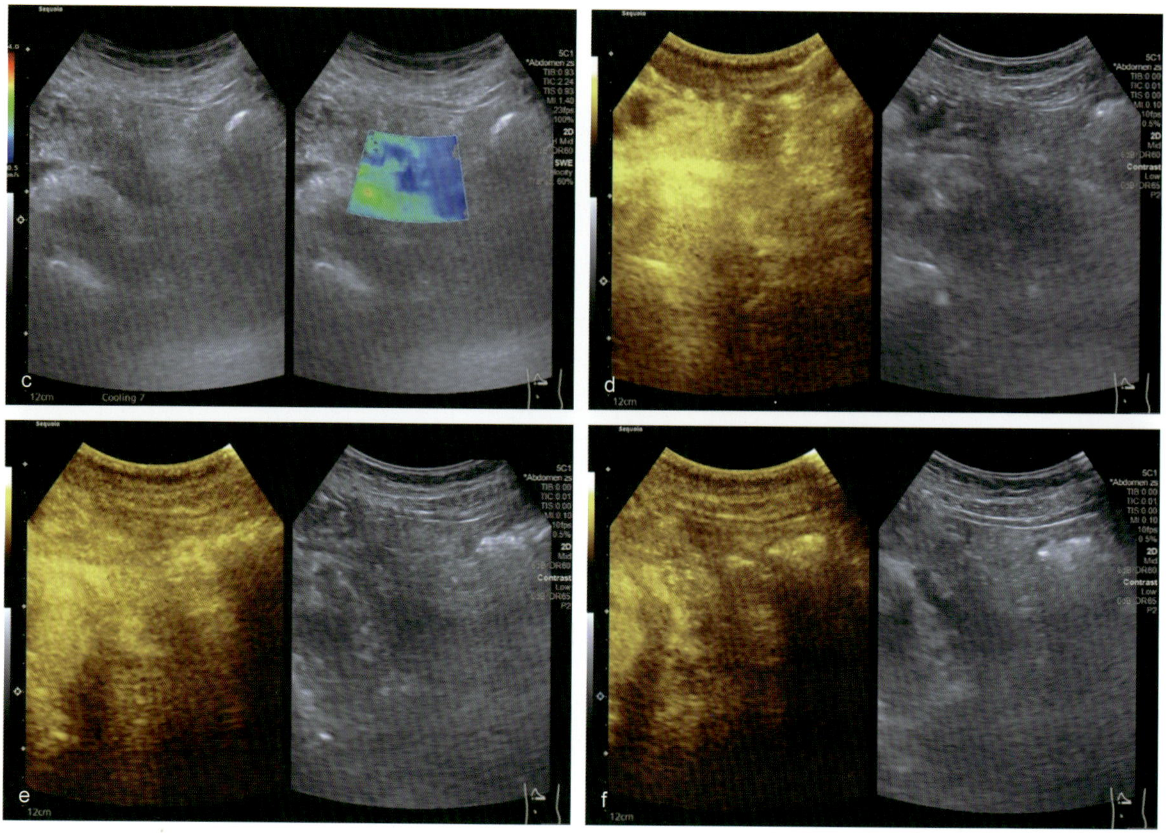

图 4-2（续） 病例 1 治疗 4 个月后超声表现

[治疗前后动态超声造影定量分析对比]

胰尾部病灶治疗前后动态超声造影定量分析对比（绿色曲线：病灶的时间-造影剂浓度变化曲线；黄色曲线：正常胰腺组织的时间-造影剂浓度变化曲线），结果表明：与治疗前相比（图 4-3a），治疗 4 个月后，病灶的峰值强度明显降低（图 4-3b），提示病灶内微循环血流灌注在治疗后减少。

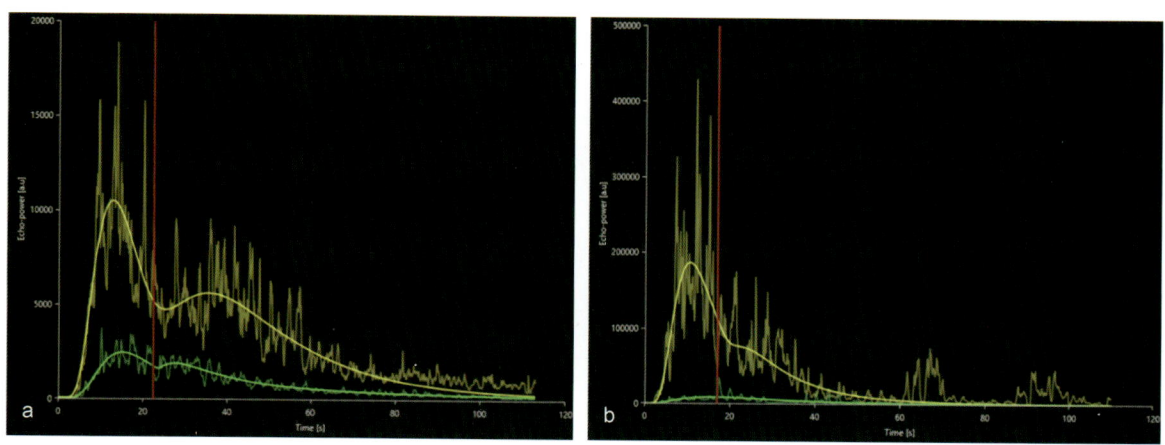

图 4-3　病例 1 治疗前后动态超声造影定量分析对比

病例 ❷

[病史]

患者，男性，62岁。患者乏力、食欲减退，无恶心、呕吐、腹泻、腹胀、畏寒、发热、呕血、黑便等症状。查PET/MR发现胰腺体尾部MT侵犯邻近的胃壁及脾血管。行超声内镜下细针抽吸活检（EUS-FNA），病理证实为胰腺导管腺癌，遂予AS方案进行新辅助化疗。

[治疗前超声表现]

胰腺体尾部见一低回声实质团块，大小约32 mm×24 mm，边界不清，形态不规则（图4-4a）。CDFI显示病灶内未见明显彩色血流信号，超声剪切波弹性成像显示病灶较周围腺体硬（图4-4b、c）。超声造影见胰体尾部病灶15 s开始增强，呈整体轻度增强，24 s达峰值，峰值时强度低于周围腺体，33 s开始消退，静脉期和延迟期始终呈低回声改变。延迟期扫查肝脏，发现肝右叶17 mm×11 mm、18 mm×13 mm低回声病灶（图4-4d~f）。

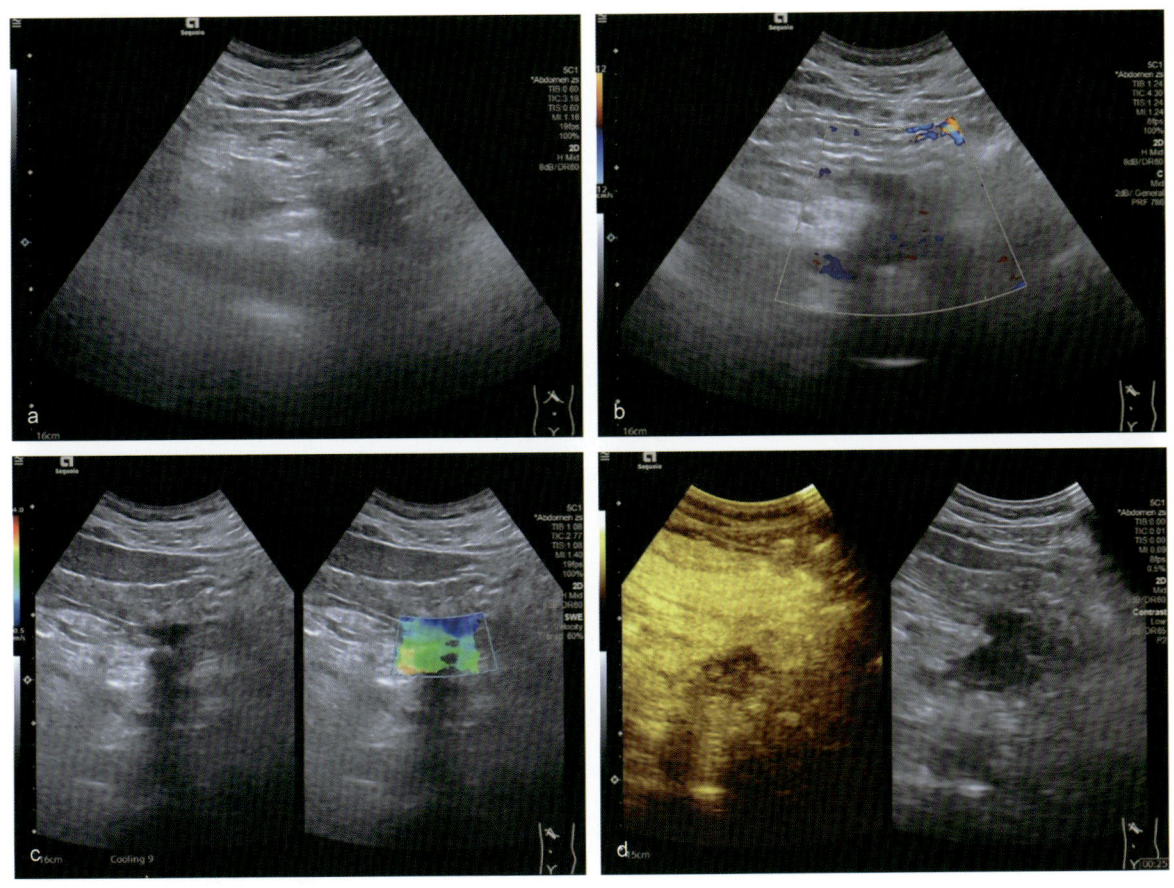

图4-4　病例2治疗前超声表现

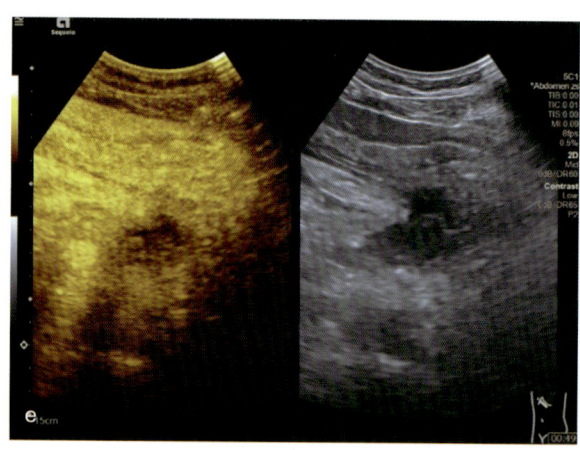
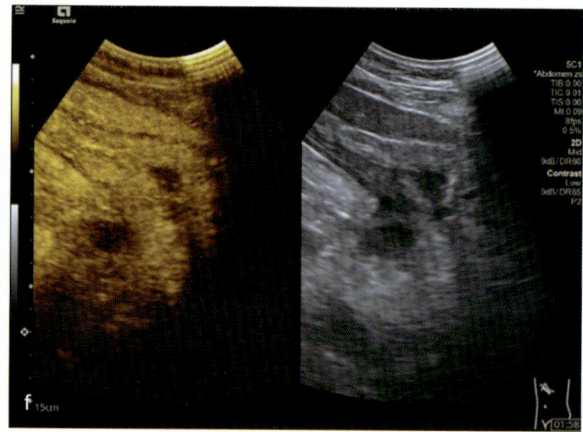

图 4-4（续） 病例 2 治疗前超声表现

[治疗 4 个月后超声表现]

胰体尾部见低回声实质团块，大小约 30 mm × 21 mm（图 4-5a），边界不清，形态不规则。肝右叶见 32 mm × 27 mm 低回声实质团块，边界不清，形态不规则。CDFI 显示病灶内未见明显彩色血流信号（图 4-5b），超声剪切波弹性成像显示病灶较周围腺体软（图 4-5c）。超声造影见胰体尾部病灶 12 s 开始增强，呈整体不均匀低增强，18 s 达峰值，峰值时强度低于周围腺体，23 s 开始消退，静脉期和延迟期始终呈低回声改变（图 4-5d~f）。

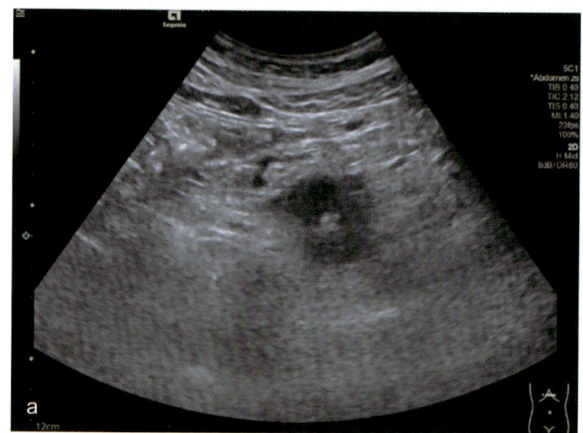
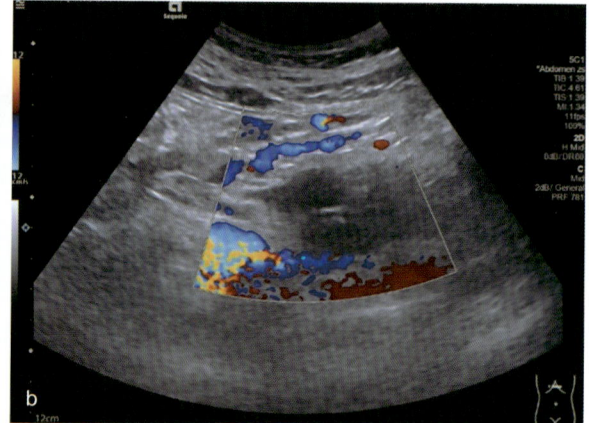

图 4-5 病例 2 治疗 4 个月后超声表现

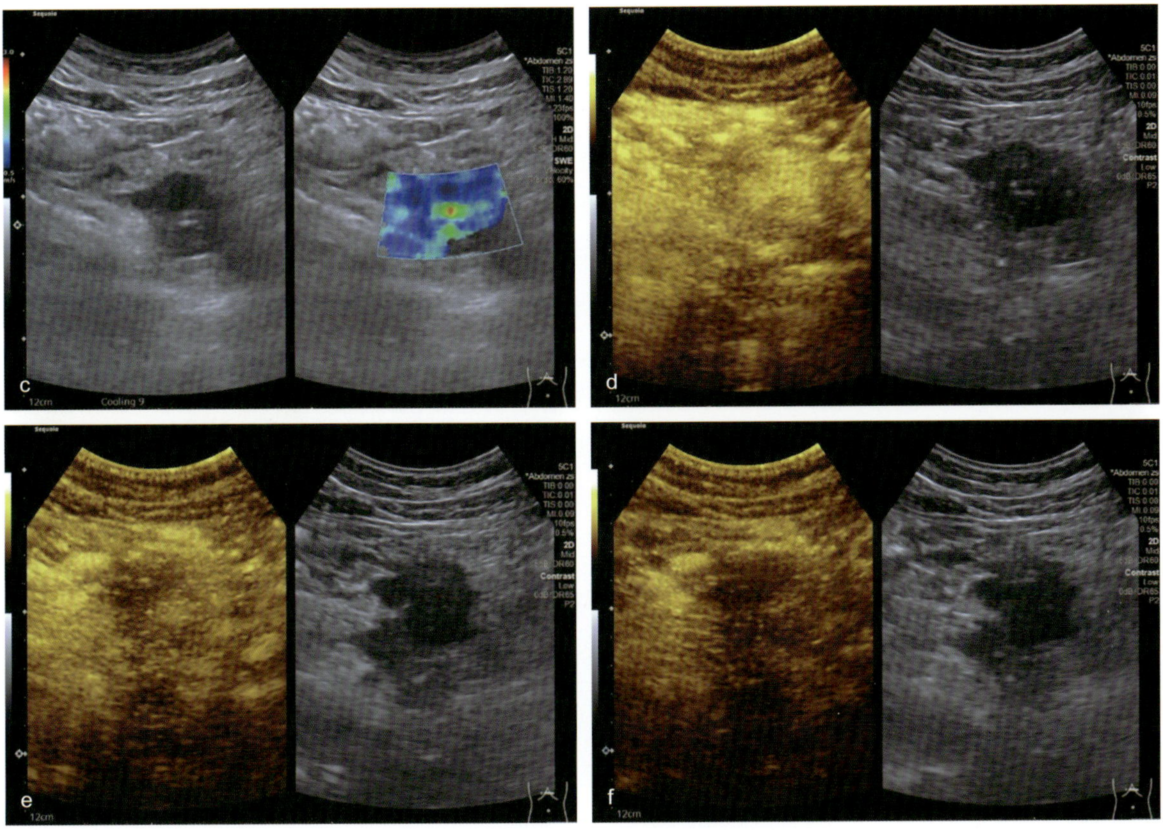

图4-5（续） 病例2治疗4个月后超声表现

[治疗前后动态超声造影定量分析对比]

胰体尾部病灶治疗前后动态超声造影定量分析对比（绿色曲线：病灶的时间－造影剂浓度变化曲线；黄色曲线：正常胰腺组织的时间－造影剂浓度变化曲线），结果表明：与治疗前相比（图4-6a），治疗4个月后，病灶的峰值强度明显增高（图4-6b），提示病灶内微循环血流灌注在治疗后增多。

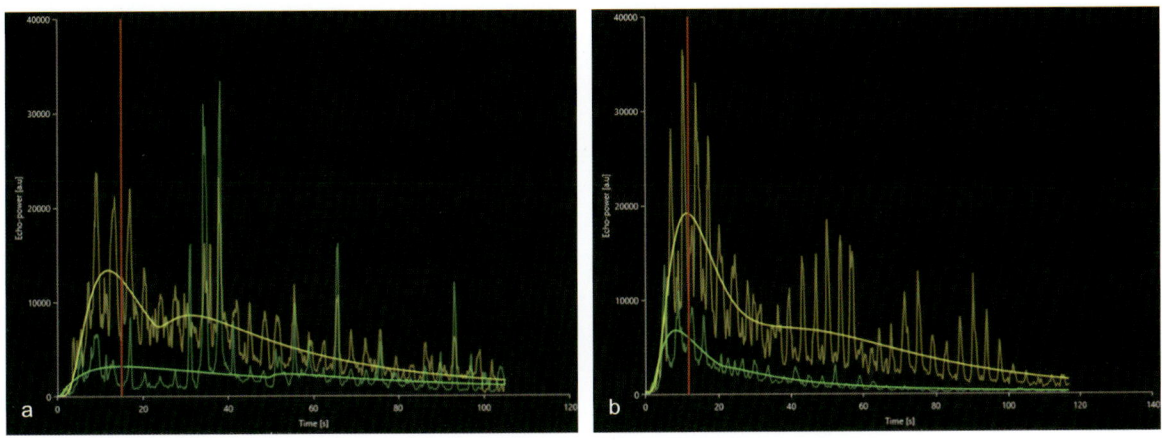

图4-6 病例2治疗前后动态超声造影定量分析对比

病例 ❸

[病史]

患者,男性,54岁。患者间断左腹部及腰背部疼痛约1个月,无恶心、呕吐、腹泻、腹胀、畏寒、发热、呕血、黑便、食欲减退等症状。查CT发现胰尾病灶累及邻近脾血管,EUS-FNA病理证实为胰腺导管腺癌,遂予GS方案进行化疗。

[治疗前超声表现]

胰尾见一低回声实质团块,大小约34 mm×25 mm,边界不清,形态不规则。主胰管扩张,内径约4.2 mm(图4-7a)。CDFI显示病灶内未见明显彩色血流信号,超声剪切波弹性成像显示病灶较周围腺体硬(图4-7b、c)。超声造影见胰尾病灶14 s开始增强,呈整体不均匀低增强,15 s达峰值,峰值时强度低于周围腺体,17 s呈低回声,静脉期和延迟期始终呈低回声改变(图4-7d~f)。

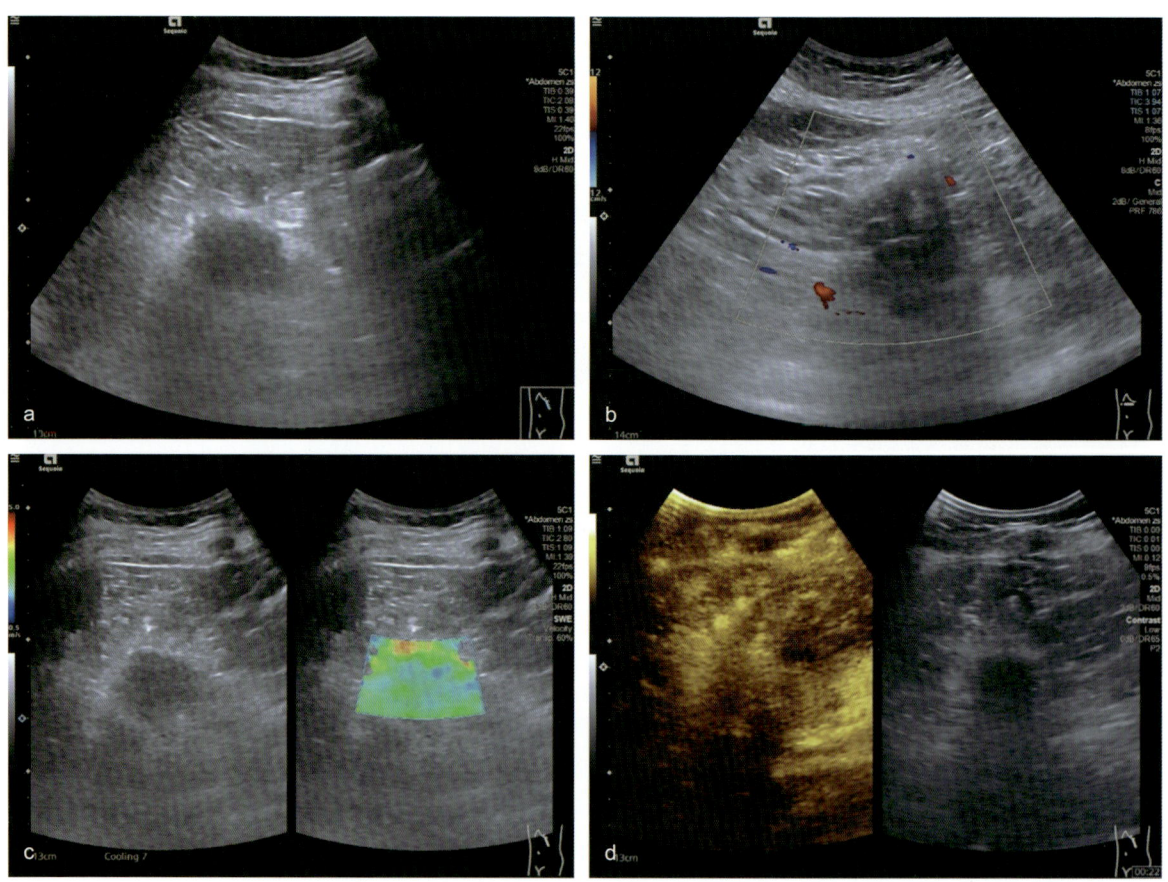

图4-7 病例3治疗前超声表现

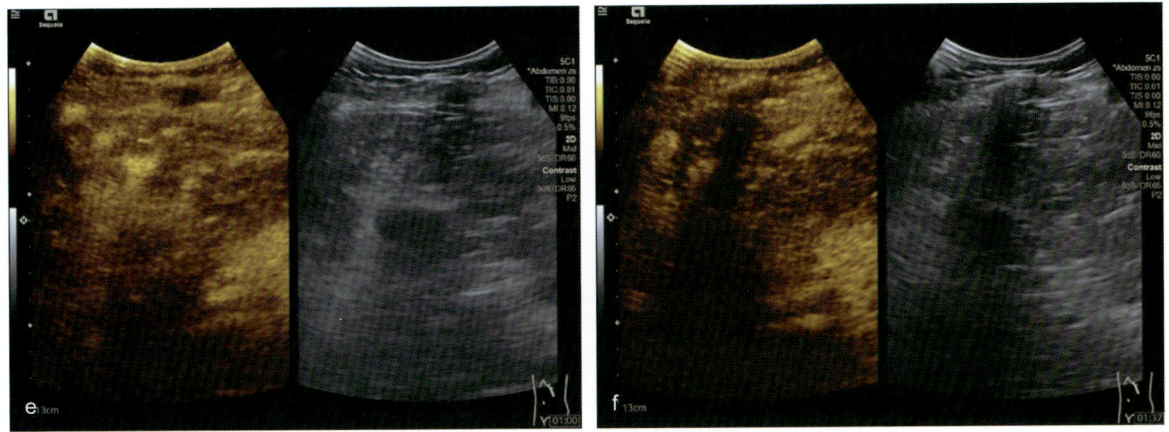

图 4-7（续） 病例 3 治疗前超声表现

[治疗4个月后超声表现]

胰尾见低回声实质团块，大小约 35 mm × 24 mm，边界不清，形态不规则（图4-8a）。CDFI 显示病灶内未见明显彩色血流信号（图4-8b），超声剪切波弹性成像显示病灶较周围腺体稍硬（图4-8c）。超声造影见胰尾病灶 9 s 开始增强，呈整体不均匀稍低增强，16 s 达峰值，峰值时强度低于周围腺体，22 s 开始消退，静脉期和延迟期始终呈稍低回声改变（图4-8d~f）。

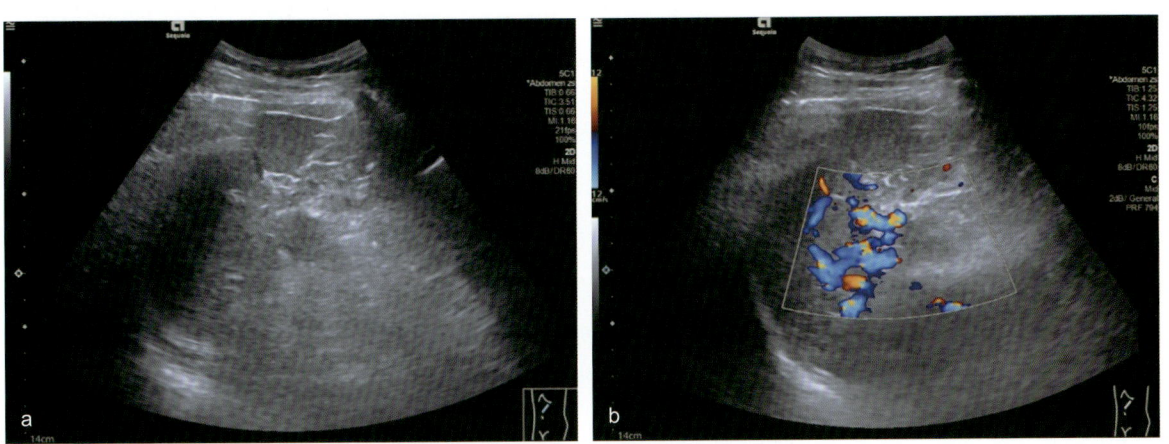

图 4-8 病例 3 治疗 4 个月后超声表现

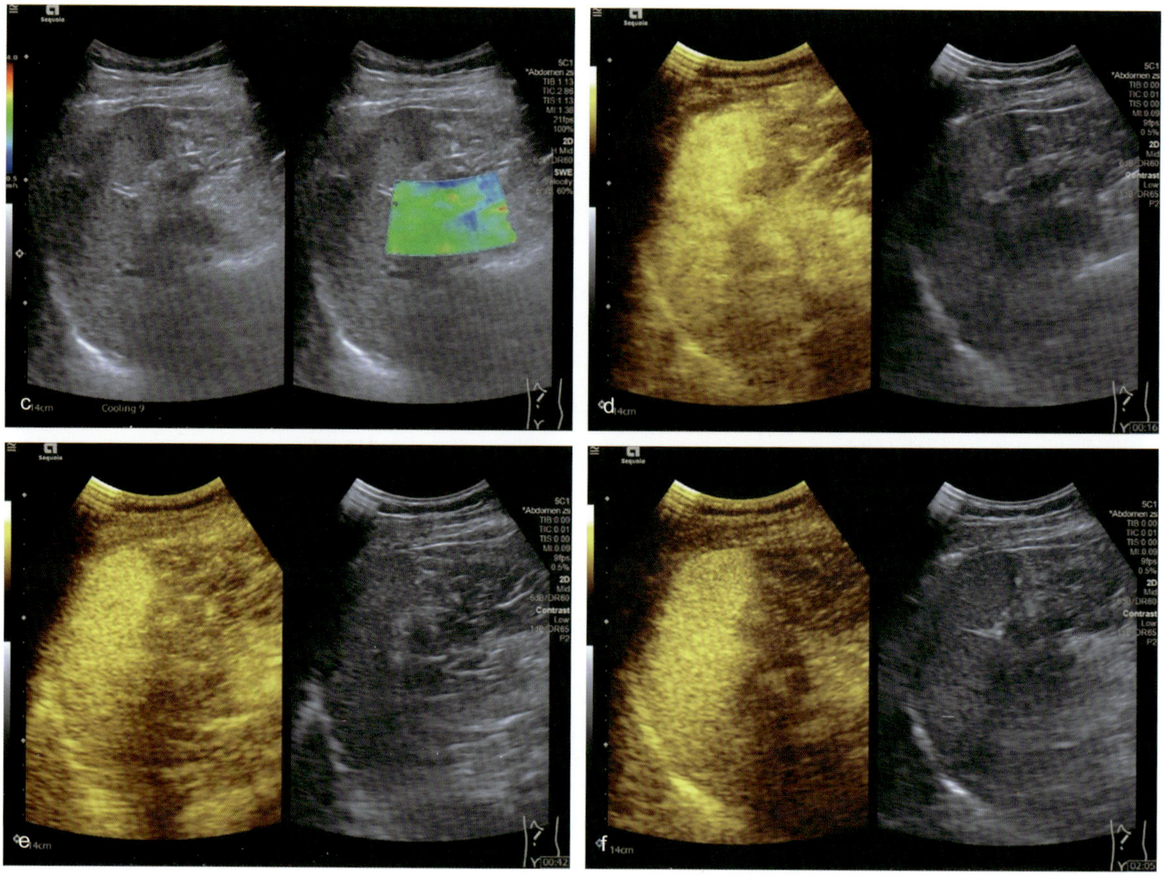

图 4-8（续） 病例 3 治疗 4 个月后超声表现

[治疗前后动态超声造影定量分析对比]

胰尾部病灶治疗前后动态超声造影定量分析对比（绿色曲线：病灶的时间-造影剂浓度变化曲线；黄色曲线：正常胰腺组织的时间-造影剂浓度变化曲线），结果表明：与治疗前相比（图 4-9a），治疗 4 个月后，病灶的峰值强度降低（图 4-9b），提示病灶内微循环血流灌注在治疗后减少。

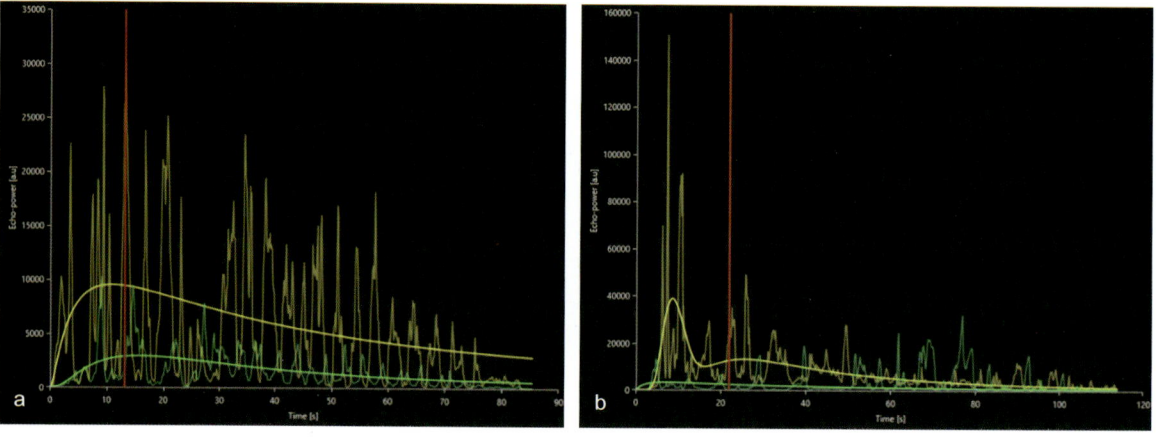

图 4-9 病例 3 治疗前后动态超声造影定量分析对比

病例 ❹

[病史]

患者，女性，68岁。患者无明显诱因下自觉乏力，食欲减退，进食后饱胀不适感，无恶心、呕吐、腹泻、腹胀、畏寒、发热、呕血、黑便等症状。超声内镜下探及胰腺钩突部占位，累及肠系膜上静脉，EUS-FNA病理证实为胰腺导管腺癌，遂予GS方案进行新辅助化疗。

[治疗前超声表现]

胰腺钩突见一低回声实质团块，大小约27 mm×26 mm，边界不清，形态不规则。主胰管扩张，内径约7 mm（图4-10a）。CDFI显示病灶内未见明显彩色血流信号（图4-10b），超声剪切波弹性成像显示病灶较周围腺体硬（图4-10c）。超声造影见胰腺钩突病灶16 s开始增强，呈整体不均匀低增强，23 s达峰值，峰值时强度低于周围腺体，35 s呈低回声，静脉期和延迟期始终呈低回声改变（图4-10d~f）。

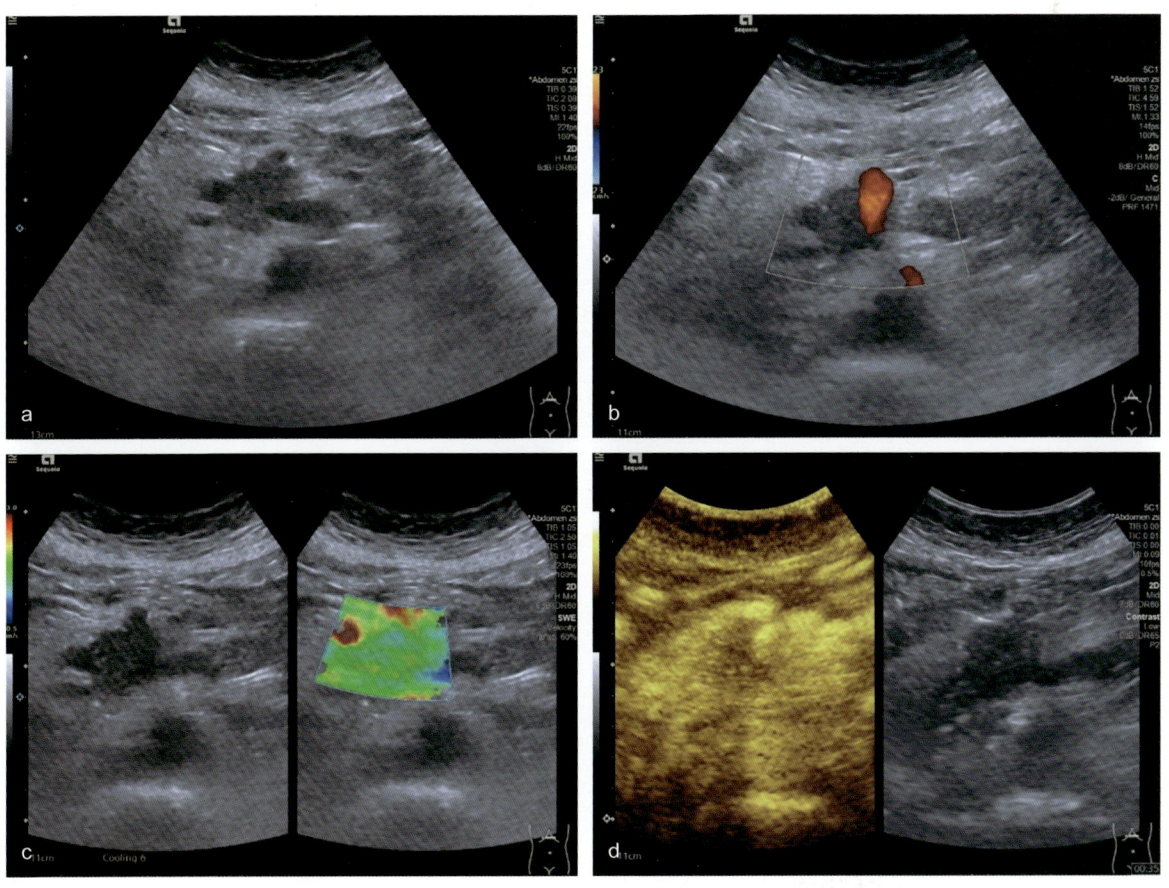

图4-10　病例4治疗前超声表现

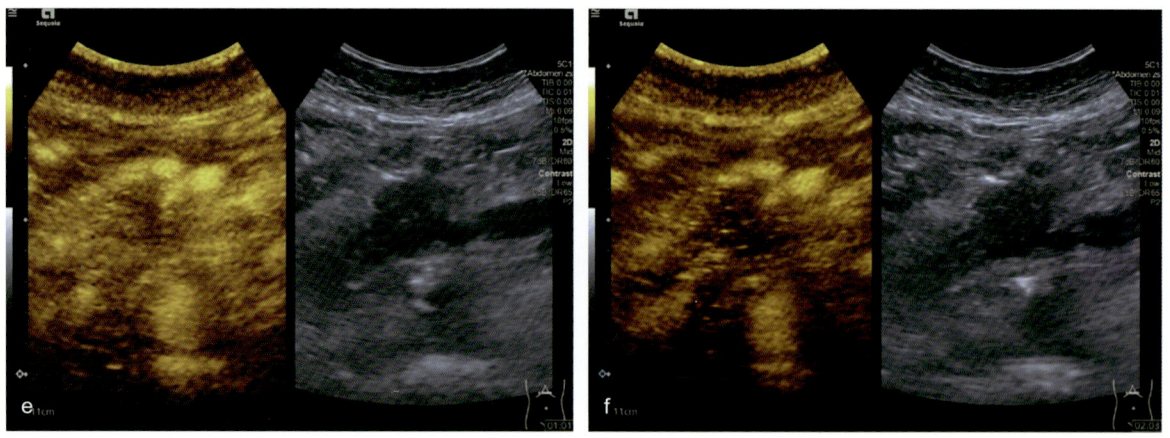

图4-10（续） 病例4治疗前超声表现

[治疗4个月后超声表现]

胰腺钩突见一低回声实质团块，大小约40 mm×25 mm，边界不清，形态不规则。主胰管扩张，内径约8.7 mm（图4-11a）。CDFI显示病灶内未见明显彩色血流信号（图4-11b），超声剪切波弹性成像显示病灶较周围腺体硬（图4-11c）。超声造影见胰腺钩突病灶21 s开始增强，呈整体不均匀低增强，26 s达峰值，峰值时病灶内可见19 mm×10 mm始终不增强区，33 s开始消退，静脉期和延迟期始终呈低回声改变（图4-11d~f）。

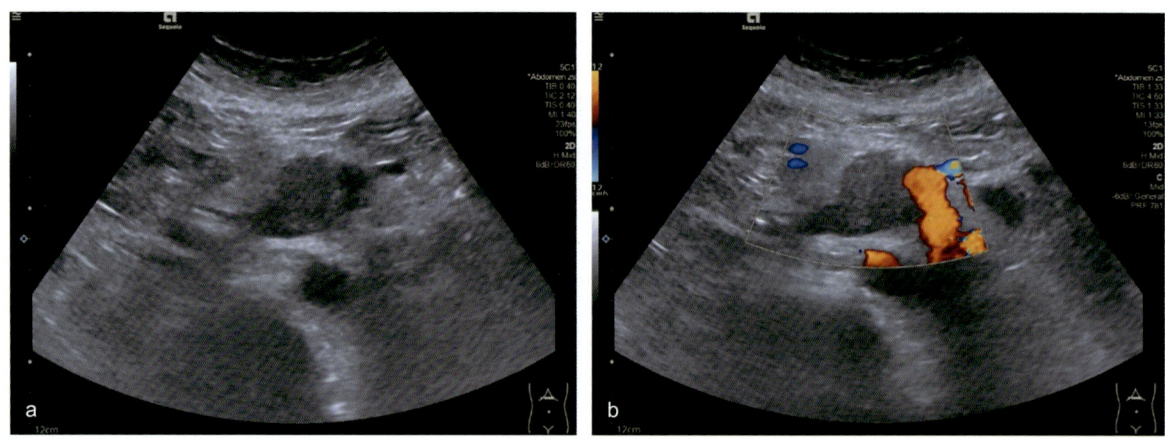

图4-11 病例4治疗4个月后超声表现

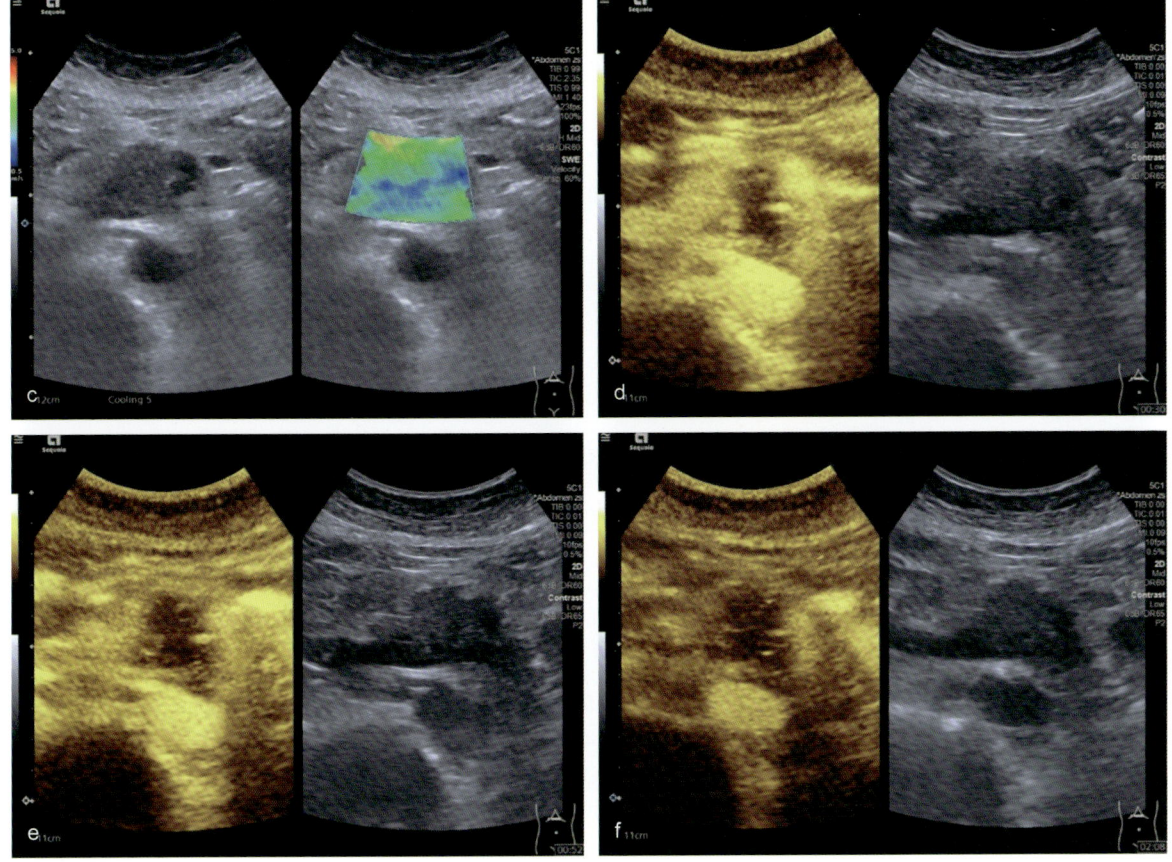

图4-11（续） 病例4治疗4个月后超声表现

[治疗前后动态超声造影定量分析对比]

胰腺钩突部病灶治疗前后动态超声造影定量分析对比（绿色曲线：病灶的时间-造影剂浓度变化曲线；黄色曲线：正常胰腺组织的时间-造影剂浓度变化曲线），结果表明，与治疗前相比（图4-12a），治疗4个月后，病灶的峰值强度降低（图4-12b），提示病灶内微循环血流灌注在治疗后降低。

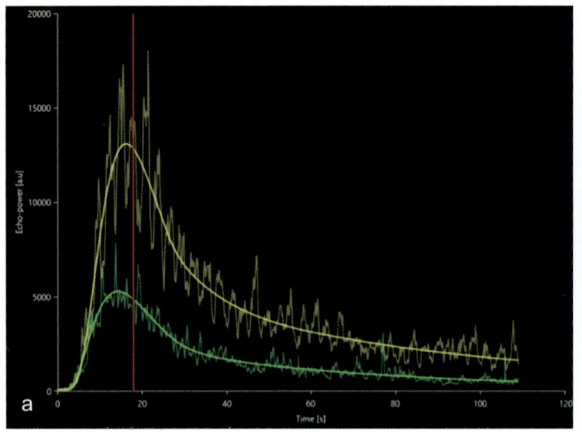
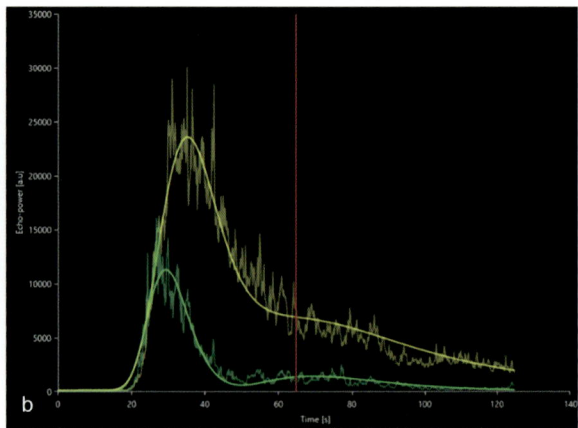

图 4-12　病例 4 治疗前后动态超声造影定量分析对比

（董怡　王文平　卢秀云）

参考文献

[1] Dong Y, Koch J B H, Lowe A L, et al. VueBox (R) for quantitative analysis of contrast-enhanced ultrasound in liver tumorsl[J]. Clin Hemorheol Microcirc, 2022, 80(4):473-486.

[2] Siegel R L, Miller K D, Fuchs H E, et al. Cancer statistics, 2021[J]. CA Cancer J Clin, 2021, 71(1):7-33.

[3] O'Reilly D, Fou L, Hasler E, et al. Diagnosis and management of pancreatic cancer in adults: a summary of guidelines from the UK National Institute for Health and Care Excellence[J]. Pancreatology, 2018, 18(8):962-970.

[4] Seufferlein T, Ettrich T J. Treatment of pancreatic cancer-neoadjuvant treatment in resectable pancreatic cancer (PDAC)[J]. Transl Gastroenterol Hepatol, 2019, 4:21.

[5] Zhang Q, Wu L, Yang D, et al. Clinical application of dynamic contrast enhanced ultrasound in monitoring the treatment response of chemoradiotherapy of pancreatic ductal adenocarcinoma[J]. Clin Hemorheol Microcirc, 2020, 75(3):325-334.

[6] Lu X Y, Guo X, Zhang Q, et al. Early assessment of chemoradiothcrapy response for locally advanced pancreatic ductal adenocarcinoma by dynamic contrast-enhanced ultrasound[J]. Diagnostics (Basel), 2022, 12(11):2662.

[7] Qiu Y J, Zhao G C, Shi S N, et al. Application of dynamic contrast enhanced ultrasound in distinguishing focal-type autoimmune pancreatitis from pancreatic ductal adenocarcinoma[J]. Clin Hemorheol Microcirc, 2022, 81(2):149-161.

第二节·胰腺癌高强度聚焦超声治疗疗效随访

一、高强度聚焦超声治疗原理

高强度聚焦超声（high intensity focused ultrasound，HIFU）是一项热源性肿瘤消融技术，在HIFU治疗过程中，主要利用高强度超声波的热效应及机械效应导致肿瘤细胞死亡[1-3]。高强度超声波穿过皮肤及皮下组织，在体内高度聚焦，形成最大直径为3~4 cm的治疗区域，高强度超声形成的热效应能使局部温度迅速升高超过60℃，导致组织不可逆性的凝固性坏死（热效应）。同时，超声波的负压还可以导致细胞内部水分成为气体状态，形成空气微泡，当细胞内微泡的振动与声波形成共振时，微气泡突然发生破裂，产生高压冲击波，引起其邻近组织的破坏并导致细胞凋亡（机械效应）。HIFU治疗中的超声波聚焦能力强，能精确控制目标区域的形状及位置，基本不会对周围正常组织产生损伤。HIFU还会造成肿瘤小血管损伤（<2 mm），引起血管扭曲变形，甚至血管内血栓形成，进一步遏制肿瘤的生长。而大血管由于血管壁对高强度超声波具有较强的反射作用，且血管内血液流动导致热量耗散，从而避免了大血管出血的风险[4]。

二、HIFU治疗的临床应用

在HIFU治疗过程中，可以通过调节参数达到不同的效果：通过调高治疗参数，提高超声波能量引起组织细胞的完全坏死，达到根治性热消融目的；通过降低治疗参数，引起靶区组织损伤，达到缓解性治疗目的。HIFU治疗安全无创，不需要麻醉或者仅需局部麻醉便可进行，目前HIFU治疗与放化疗结合为晚期恶性肿瘤患者的常用治疗方式之一。根据《高强度聚焦超声肿瘤治疗系统临床应用指南（试行）》的建议，HIFU治疗主要适用于实质性器官的良恶性实体肿瘤，多项研究发现HIFU在治疗肝脏、子宫、大脑、肾脏及前列腺等器官的良恶性病变中，能明显降低病灶体积、缓解癌症患者疼痛以及延长患者生存率[5, 6]。

HIFU还被用于基础科学研究，通过微泡携带药物，利用HIFU的能量在靶区击破微泡并释放药物，实现精准给药。科学家们仍在探索HIFU在基因治疗、心理健康领域疾病的治疗、颅内疾病的治疗，如强迫症、抑郁症、精神分裂症和神经性厌食症等领域的应用。

三、胰腺癌在HIFU治疗后的病理特点

胰腺外分泌源性的胰腺导管腺癌是胰腺最常见的原发性恶性肿瘤，其导致的死亡人数可占胰腺癌总死亡人数的90%[7]。手术切除是目前胰腺癌的根治性治疗方式，但胰腺癌细胞侵袭性

强，极易发生远处转移。超过一半的胰腺癌患者尸检发现肝脏及肺部转移。胰腺癌早期无临床症状，超过80%的患者在确诊时已失去手术机会，即使接受手术治疗，术后复发率仍高达80%[7-10]。以吉西他滨为主的新辅助化疗及HIFU消融治疗不但能缓解困扰大多数胰腺癌患者的癌性疼痛及减小肿瘤体积，还能提高肿瘤的可切除率[11,12]。

胰腺癌大体标本质地较硬，与周围组织分界不清，常有出血和坏死，胰腺实体结构消失。显微镜下胰腺导管腺癌主要由分化程度不同的导管样结构的腺体组成，伴有丰富的纤维间质。分化较好的PDAC主要由导管样结构及内皮细胞组成，而中分化和低分化PDAC内则可见不同程度的实性癌巢以及结构被破坏的导管腺腔，细胞异型性很大。HIFU治疗后，治疗区肿瘤细胞出现凝固性坏死及血管破坏，镜下可见散在的微血栓形成及内皮细胞坏死。治疗区域与非治疗区域可见明显的分界，治疗区域外组织未受影响。HIFU治疗后，治疗区域与非治疗区域分界清晰，后分界逐渐水肿，肉芽组织逐渐长入，坏死的肿瘤组织被部分吸收以及被新生的组织取代[4]。

四、超声造影及定量分析

与传统超声检查相比，超声造影（contrast-enhanced ultrasound，CEUS）通过增强血管与周围组织之间的差异，实现了无创评估病灶内部的微循环灌注，为了解病灶的病理生理学提供了新的方向[13]。不同病理类型的肿瘤病灶在CEUS图像上的表现具有差异性，通过观察不同的增强方式可以鉴别和评估病灶的病理类型及治疗疗效。同时，CEUS检查具有实时动态、多角度灵活观察的优势，可以连续观察病灶超声造影的增强-消退特征，实现胰腺肿瘤的诊断和鉴别诊断。

动态超声造影（dynamic contrast enhanced ultrasound，DCEUS）结合了CEUS敏感显示病灶微循环灌注的优势与定量分析可重复性的优势，实现客观及量化地评估病灶内部微循环灌注情况[14]。利用特殊的数学拟合模型，DCEUS可以得到时间-强度曲线（time intensity curve，TIC），即感兴趣区（region of interest，ROI）内造影剂微泡浓度的时间概率密度函数，通过观察不同ROI的TIC形态及峰值强度，可以直观地了解不同部位的灌注差异，从而为临床提供有价值的信息。进一步拟合TIC，可以得到定量灌注参数，包括峰值强度、曲线下面积等与ROI内血容量相关的参数，而另一些参数如达峰时间、平均渡越时间等则更多地反映ROI内血流量信息。DCEUS操作者依赖性弱，可重复性强，已经广泛地用于临床疾病的诊断与鉴别诊断，并通过对病灶灌注情况的评估，指导患者后续治疗方案的选择。

五、超声造影在胰腺癌HIFU治疗前的应用

HIFU治疗又被称为"超声刀"，可以对肿瘤实行无创热切除，超声采用与HIFU治疗相同形式的能量来显示病灶，超声引导的HIFU治疗一度被提议为广泛外科手术的替代方案，利用

超声导航的HIFU治疗是目前临床普遍使用的HIFU治疗方式。

CEUS能敏感显示病灶内部的坏死区，精准显示肿瘤大小及对周围血管的侵犯，有助于胰腺癌病灶HIFU治疗前的定位、诊断及分期，在其HIFU治疗的术前评估中发挥重要作用。由于HIFU治疗过程中会引起靶区局部温度迅速升高，引起囊性液体快速渗出，影响治疗过程及效果，因此，HIFU治疗不适用于囊性病灶，在HIFU治疗过程中应该注意避开囊性区域。同时，根据临床经验，由于HIFU治疗时间及焦点限制，对于较大病灶的HIFU治疗，在治疗前确定病灶内是否出现坏死区域，并在治疗过程中注意避开此区域，可以提高治疗效率。超声检查实时安全，组织分辨率高，可以清晰显示病灶位置及其与周围组织的关系，帮助HIFU治疗前定位。同时CEUS可以敏感地检测病灶内部的微血流灌注情况，确定病灶内部是否出现坏死区域。研究发现，CEUS在胰腺坏死区域的检测和预测其临床病程方面可与CECT检查结果相媲美。以CECT检查结果为金标准，CEUS检测病灶内部的坏死区的准确率达到了88.89%[15]。

六、超声造影及定量分析评估胰腺癌HIFU治疗疗效的相关研究

修订版的"实体瘤疗效评估标准"（modified Response Evaluation Criteria in Solid Tumors，mRECIST）是目前临床评估恶性肿瘤治疗疗效的常用标准。该标准主要通过评估治疗前后病灶在CT/MRI上的大小、数量及淋巴结的变化来判断患者的临床治疗疗效。Strunk H M与Milka Marinova利用不同影像学方法随访恶性肿瘤患者HIFU治疗后的病灶变化，发现HIFU治疗后6周，病灶体积显著缩小约34.2%，治疗后3个月，病灶平均体积减小约63.8%[6, 16]。HIFU治疗主要用于晚期胰腺癌患者，此类患者总体生存率有限，在治疗后早期无创评估治疗疗效对于制订下一步治疗方案具有指导作用。而目前关于评估胰腺癌HIFU治疗疗效的相关研究主要集中在探索胰腺癌患者疼痛的缓解情况及生活质量的改善情况，主观性较强，临床缺乏有效且客观的早期疗效评估方法。

既往研究显示，HIFU治疗后，病灶内部微循环血流灌注减少早于病灶缩小，通过无创定量评估病灶内微循环血流灌注的变化，有望实现HIFU治疗早期疗效监测[17, 18]。超声造影及定量分析凭借其敏感、定量显示病灶内部微循环血流灌注的独特优势，在早期评估胰腺癌HIFU治疗疗效中有潜在的价值。研究显示，HIFU治疗前后1周内胰腺癌病灶在常规超声上表现未见明显差异，这可能与随访时间较短相关，HIFU治疗后坏死组织的吸收与新生组织的生长不足以引起病灶的形态学改变。

在注射超声造影剂后，HIFU治疗前后，胰腺癌病灶均表现为持续性低增强。HIFU治疗过程中引起的组织凝固性坏死及微循环的改变在CEUS上主要表现为病灶增强程度降低，而周围正常组织与治疗区域分界清晰。与周围正常组织相比，胰腺癌病灶在治疗前后均呈低增强改变，肉眼难以观察病灶内部是否出现灌注差异[18]。进一步利用DCEUS的定量技术来评估病灶内部的灌注差异时，发现HIFU治疗后胰腺癌病灶的TIC的上升速度、下降速度及峰值强度

均较治疗前降低，同时定量参数中峰值强度也较治疗前降低。这与HIFU治疗区域内小血管受损、微血管结构破坏、弥散性血管内血栓形成相关，这些改变可能导致肿瘤区微循环灌注的降低。这些表现在胰腺癌其他可引起病灶血供降低的治疗中得到验证[17]。

典型病例

病例

[病史]

患者，男性，55岁，病理确诊局部晚期胰腺导管腺癌，行HIFU治疗。

[治疗前超声表现]

HIFU治疗前，二维超声显示胰头见一低回声实质团块，边界不清，形态欠规则，CDFI显示病灶内未见明显彩色血流（图4-13a），注射超声造影剂后显示该病灶动脉期、静脉期及延迟期均呈低增强改变（图4-13b~d）。

[治疗后超声表现]

HIFU治疗后，该病灶在二维超声（图4-13e）及超声造影上表现与治疗前未见明显差异（图4-13f~h）。在定量分析中显示，时间-强度曲线（TIC）与HIFU治疗前相比，治疗后（图4-13i）病灶TIC的峰值强度及曲线下面积显著低于治疗前（图4-13j）。

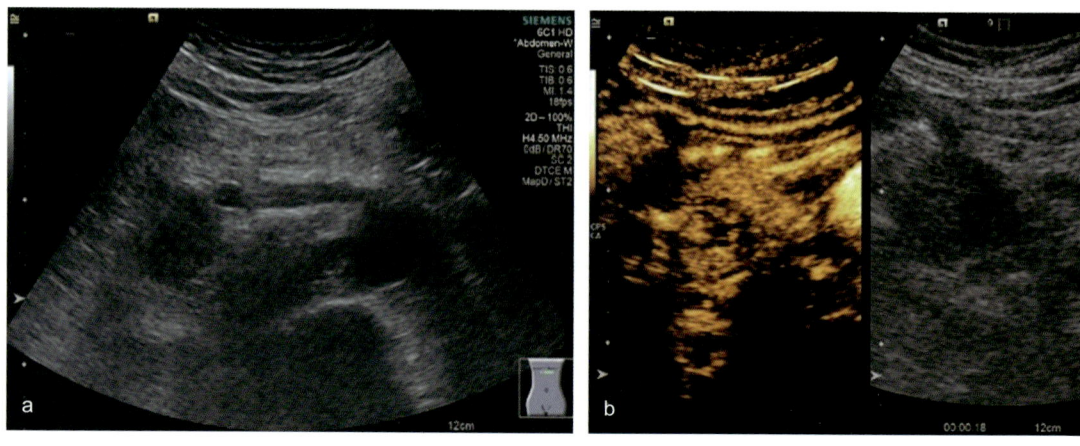

图4-13　HIFU治疗前后的超声表现

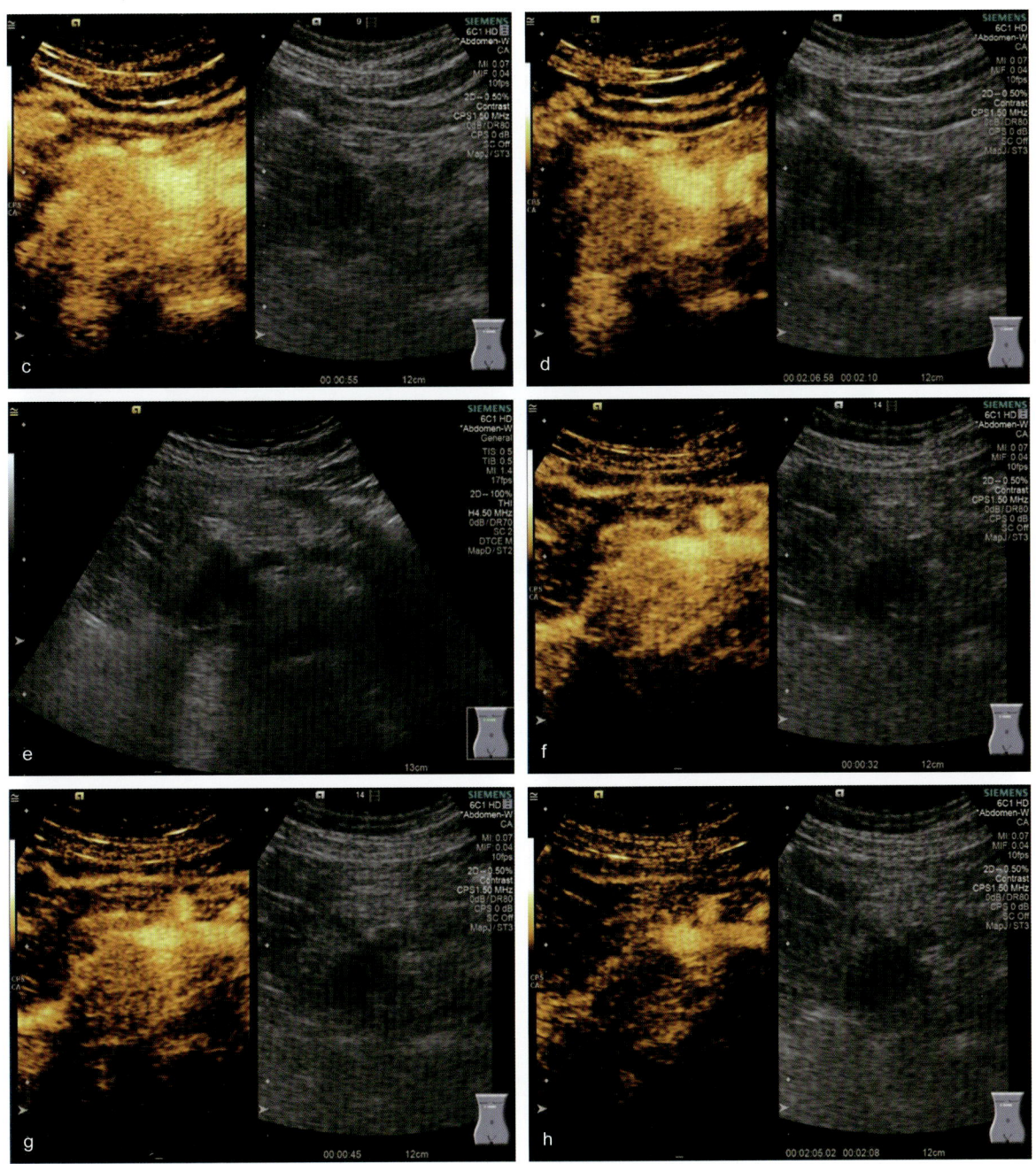

图4-13（续） HIFU治疗前后的超声表现

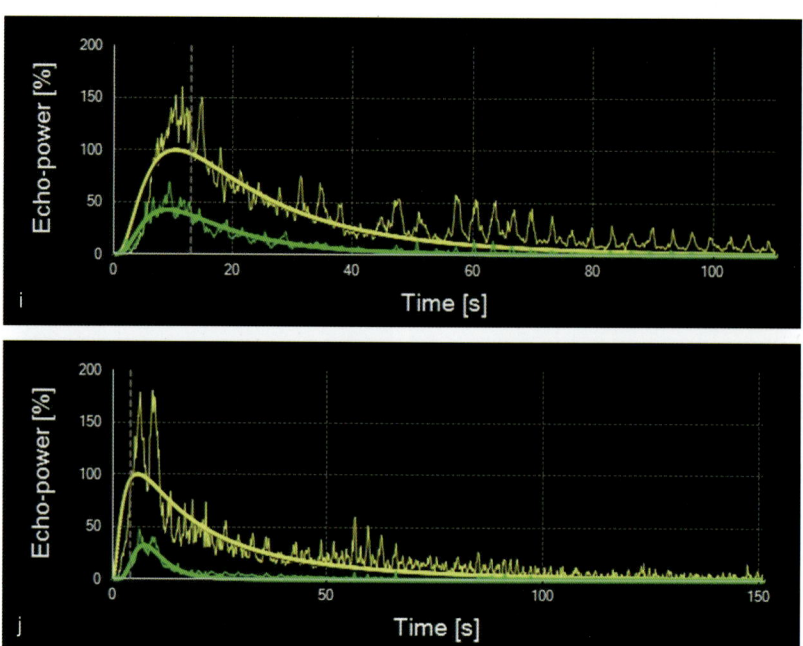

图4-13（续） HIFU治疗前后的超声表现

七、展望

胰腺癌近年发病率呈上升趋势，HIFU治疗在晚期胰腺癌患者综合治疗中的价值逐渐增加，CEUS为临床评估胰腺癌HIFU治疗疗效提供了新的方向与思路。未来CEUS及定量分析相关的研究应该更加关注定量参数与患者预后之间的相关性，同时结合多种影像学方式综合评估或将影像组学与疗效评估相结合。

（董怡　徐新量　左丹）

参考文献

[1] Liu L, Wang T, Lei B. High-intensity focused ultrasound (HIFU) ablation versus surgical interventions for the treatment of symptomatic uterine fibroids: a meta-analysis[J]. Eur Radiol, 2022, 32(2):1195-1204.

[2] Siedek F, Yeo S Y, Heijman E, et al. Magnetic resonance-guided high-intensity focused ultrasound (MR-HIFU): overview of emerging applications (Part 2)[J]. Rofo, 2019, 191(6):531-539.

[3] Marinova M, Huxold H C, Henseler J, et al. Clinical effectiveness and potential survival benefit of us-guided high-intensity focused ultrasound therapy in patients with advanced-stage pancreatic cancer[J]. Ultraschall Med, 2019, 40(5):625-637.

[4] Wu F, Chen W Z, Bai J, et al. Pathological changes in human malignant carcinoma treated with high-intensity focused ultrasound[J]. Ultrasound Med Biol, 2001, 27(8):1099-1106.

[5] 佚名. 高强度聚焦超声肿瘤治疗系统临床应用指南(试行)[J]. 中华医学杂志, 2005, 12:796-797.

[6] Marinova M, Rauch M, Mucke M, et al. High-intensity focused ultrasound (HIFU) for pancreatic carcinoma: evaluation of feasibility, reduction of tumour volume and pain intensity[J]. Eur Radiol, 2016, 26(11):4047-4056.

[7] Kamisawa T, Wood L D, Itoi T, et al. Pancreatic cancer[J]. Lancet, 2016, 388(10039):73-85.

[8] Siegel R L, Miller K D, Jemal A. Cancer statistics, 2020[J]. CA-Cancer J Clin, 2020, 70(1):7-30.

[9] Nakayama Y, Sugimoto M, Gotohda N, et al. Efficacy of completion pancreatectomy for recurrence of adenocarcinoma in the remnant pancreas[J]. J Surg Res, 2018, 221:15-23.

[10] Suzuki S, Furukawa T, Oshima N, et al. Original scientific reports: clinicopathological findings of remnant pancreatic cancers in survivors following curative resections of pancreatic cancers[J]. World J Surg, 2016, 40(4):974-981.

[11] Sung H Y, Jung S E, Cho S H, et al. Long-term outcome of high-intensity focused ultrasound in advanced pancreatic cancer[J]. Pancreas, 2011, 40(7):1080-1086.

[12] Tang K, Lu W, Qin W, et al. Neoadjuvant therapy for patients with borderline resectable pancreatic cancer: a systematic review and meta-analysis of response and resection percentages[J]. Pancreatology, 2016, 16(1):28-37.

[13] Dietrich C F, Nolsoe C P, Barr R G, et al. Guidelines and good clinical practice recommendations for contrast-enhanced ultrasound (CEUS) in the liver-update 2020 WFUMB in cooperation with EFSUMB, AFSUMB, AIUM, and FLAUS[J]. Ultrasound Med Biol, 2020, 46(10):2579-2604.

[14] Dietrich C F, Averkiou M A, Correas J M, et al. An EFSUMB introduction into dynamic contrast-enhanced ultrasound (DCE-US) for quantification of tumour perfusion[J]. Ultraschall Med, 2012, 33(4):344-351.

[15] Ripolles T, Martinez M J, Lopez E, et al. Contrast-enhanced ultrasound in the staging of acute pancreatitis[J]. Eur Radiol, 2010, 20(10):2518-2523.

[16] Strunk H M, Henseler J, Rauch M, et al. Clinical use of high-intensity focused ultrasound (HIFU) for tumor and pain reduction in advanced pancreatic cancer[J]. Rofo, 2016, 188(7):662-670.

[17] Zhang Q, Wu L, Yang D, et al. Clinical application of dynamic contrast enhanced ultrasound in monitoring the treatment response of chemoradiotherapy of pancreatic ductal adenocarcinoma[J]. Clin Hemorheol Microcirc, 2020, 75(3):325-334.

[18] Zuo D, Feng Y, Zhang Q, et al. The value of dynamic contrast enhanced ultrasound (DCE-US) in monitoring treatment effect of high-intensity focused ultrasound (HIFU) in locally advanced pancreatic cancer (LAPC)[J]. Clin Hemorheol Microcirc, 2021, 77(3):323-333.

第五章
超声剪切波弹性成像技术在预测胰腺切除术后并发胰瘘中的应用

胰瘘（pancreatic fistula）是胰腺切除术（pancreatectomy）后最常见且致命的并发症之一[1]，对于胰腺及其周围组织占位性病变，外科手术仍然是最理想的根治性治疗手段。术后胰瘘（post-operative pancreatic fistula，POPF）常导致患者术后进一步感染、大出血、多器官功能衰竭，甚至是死亡，其发生率在大型医疗中心仍高达近30%，其会明显提高手术相关死亡率，影响患者预后[2]。

既往的研究曾对胰瘘的危险因素进行广泛探索[3]，其中高体重指数（body mass index，BMI）（$\geqslant 25 \text{ kg/m}^2$）、主胰管（main pancreatic duct，MPD）内径$\leqslant 3 \text{ mm}$、偏软的胰腺质地和某些病理类型（胰腺腺癌）是术后胰瘘的相关危险因素，若同时存在较长的手术时间（$\geqslant 6 \text{ h}$）或较大的术中失血量（$\geqslant 1\,000 \text{ mL}$），临床胰瘘发生的概率将大大增加。其中，胰腺质地，作为一个被广泛认为与术后胰瘘发生显著相关的危险因素，过去仅能通过术中外科医生对胰腺组织的直接触诊获得[4, 5]。术中触诊的准确性依赖外科医生的临床经验，可重复性及可靠性不足。

超声剪切波弹性成像（ultrasound shear wave elastography，SWE），作为一种广泛应用于评估肝弥漫性病变组织纤维化程度的影像学方法，可以无创定量评估组织质地[6, 7]。过去的研究也证实剪切波弹性定量值与胰腺的纤维化程度呈显著相关[8]。我们既往的研究显示，使用最新的剪切波弹性定量技术——声触诊组织成像与定量（virtual touch tissue imaging and quantification，VTIQ）技术可以在胰腺切除手术前无创定量检测胰腺质地，具有良好的可重复性及可靠性[9, 10]。结合胰瘘其他临床危险因素，临床医生可在胰腺切除术前综合考量评估发生术后胰瘘的风险，加上超声检查所具有的快速、方便、无放射性等优势，其可为临床决策及围手术期患者管理提供重要参考。

术前采用VTIQ技术评估胰腺组织硬度时，首先操作者须确定胰腺病灶与门静脉前方胰腺体部实质所处的位置，保持图像平稳状态，同时要求患者屏住呼吸至少5 s，在胰腺体部实质内放置感兴趣区（region of interest，ROI），以测量组织的弹性定量值和剪切波速度（shear wave velocity，SWV）（m/s）。重复测量3次，计算并记录平均SWV值（m/s）。注意检查过程需避开血管和扩张的主胰管（直径>3 mm），要求感兴趣区内胰腺实质回声均匀，距离病变至少2 cm以上。具体参考图5-1。

典型病例

病例

[病史]

患者，女性，64岁，经病理证实患有胰腺导管腺癌（PDAC）。

[超声表现]

二维超声图像显示位于胰腺体尾部的低回声病灶（图5-1a），主胰管内径约为2.5 mm（图5-1b），应用声触诊组织成像与定量（VTIQ）技术首先显示胰腺体部实质的相对软硬度，呈较均匀蓝色，后测量目标组织的SWV值（图5-1c），胰腺体尾部病灶的硬度相对较高，呈现蓝绿相间，测及的SWV值也较高（图5-1d）。

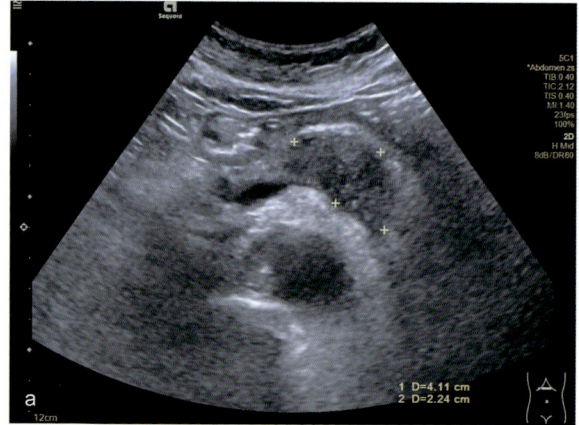 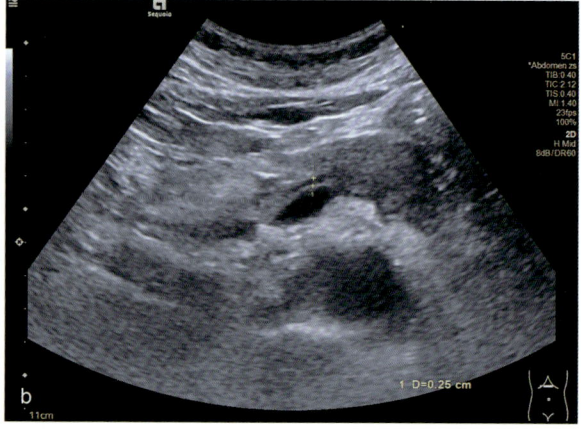

图5-1 超声表现

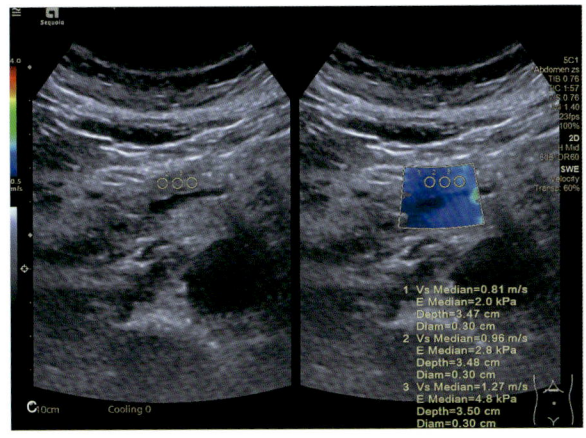
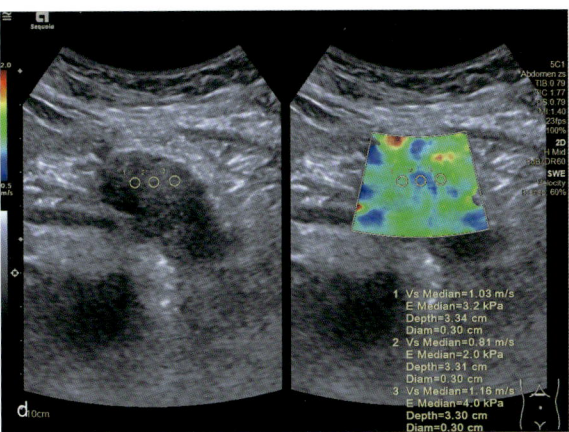

图 5-1（续） 超声表现

超声剪切波弹性成像评估胰腺实质硬度仍存在一些限制性，例如：仅能评估距离体表 2~10 cm 深度的组织弹性，而体型肥胖者的胰腺常深达腹腔深处，难以在术前准确评估[11]。另外，对于某些患者具有较大病灶或病灶伴有明显囊性变，剪切波弹性成像则难以进行准确测量[8]。综上所述，作为"超声触诊"的影像学方法，其在特定情况下可替代既往术中有创、定性评估胰腺质地的"术中触诊"方法，为术前评估胰腺切除术后胰瘘并发风险提供新的思路。

（董怡　楼文晖　王诗雯）

参考文献

[1] McEvoy S, Lavelle L, Hoare S, et al. Pancreaticoduodenectomy: expected post-operative anatomy and complications[J]. The British Journal of Radiology, 2014, 87(1041):20140050.
[2] Aoyama T, Murakawa M, Katayama Y, et al. Impact of postoperative complications on survival and recurrence in pancreatic cancer[J]. Anticancer research, 2015, 35(4):2401-2409.
[3] Ecker B L, McMillan M T, Allegrini V, et al. Risk factors and mitigation strategies for pancreatic fistula after distal pancreatectomy: analysis of 2026 resections from the international, multi-institutional distal pancreatectomy study group[J]. Annals of surgery, 2019, 269(1):143-149.
[4] Mungroop T H, Van Rijssen L B, Van Klaveren D, et al. Alternative fistula risk score for pancreatoduodenectomy (a-FRS): design and international external validation[J]. Annals of surgery, 2019, 269(5):937-943.
[5] Callery M P, Pratt W B, Kent T S, et al. A prospectively validated clinical risk score accurately predicts pancreatic fistula after pancreatoduodenectomy[J]. Journal of the American College of Surgeons, 2013, 216(1):1-14.
[6] Dietrich C F, Bamber J, Berzigotti A, et al. EFSUMB guidelines and recommendations on the clinical use of liver ultrasound elastography, update 2017 (long version)[J]. Ultraschall in der Medizin-European Journal of Ultrasound, 2017, 38(04):e16-e47.
[7] Barr R G. Shear wave liver elastography[J]. Abdominal Radiology, 2018, 43(4):800-807.
[8] Kuwahara T, Hirooka Y, Kawashima H, et al. Quantitative evaluation of pancreatic tumor fibrosis using shear wave elastography[J]. Pancreatology, 2016, 16(6):1063-1068.

[9] Tian X F, Kuang T T, Dong Y, et al. Prediction of pancreatic fistula after pancreatectomy by virtual touch tissue imaging and quantification (VTIQ) technology[J]. Pancreatology, 2021, 21(8):1498-1505.

[10] Tian X F, Zhang L, Lou W H, et al. Application of ultrasound shear wave elastography in pre-operative and quantitative prediction of clinically relevant post-operative pancreatic fistula after pancreatectomy: a prospective study for the investigation of risk evaluation model[J]. European Radiology, 2023, 33(11):7866-7876.

[11] Kawada N, Tanaka S. Elastography for the pancreas: current status and future perspective[J]. World J Gastroenterol, 2016, 22(14):3712-3724.

第六章
术中超声在胰腺外科中的应用

术中超声造影（intraoperative contrast enhanced ultrasound，IOCEUS）是指在外科手术过程中，将超声探头紧贴在目标脏器表面进行超声造影检查，与传统的经皮肤的腹部超声检查相比，术中超声检查不受气体、骨骼及患者体位的影响，具有较高的组织分辨率。IOCEUS检查不仅能够清晰显示目标器官内部的正常结构、病灶形态特点、病灶与周围组织之间的关系，还能显示病灶内部灌注特征。IOCEUS检查是外科医生眼和手的延伸，其应用领域被不断拓宽，已经被广泛应用于神经外科、肝胆胰外科手术治疗，为手术提供精确指导[1,2]。

胰腺是人体消化系统最重要也是最复杂的器官，其肿瘤性病变类型复杂。目前外科切除术仍然被视为胰腺良恶性肿瘤的唯一根治方法，胰腺肿瘤的外科术式包括胰十二指肠切除术、保留脾脏或不保留脾脏的远端胰体尾切除术，胰腺肿瘤剜除术。且胰腺癌手术还需要配合胰腺周围转移性淋巴结的清扫及部分肝脏寡转移病灶的切除，其中胰十二指肠切除术（Whipple手术）被公认为难度最大的外科手术，手术持续时间长，手术过程复杂，术中出血量大，术后并发症高[3,4]。由于胰腺自身组织脆弱及胰腺周围脉管结构复杂，如何准确分离待切除组织而不破坏周围结构及切除后胆胰管与胃肠道的吻合是胰十二指肠切除术顺利完成的关键。IOCEUS通过对目标区域结构及内部灌注的清晰显示，可使手术操作过程更加高效安全，从而使胰腺外科手术方式的制订、调整及进行更为顺利、合理。

一、术中超声造影检查方法

胰腺IOCEUS检查是一项对操作者依赖性较强的特殊检查方式，它要求操作的医生必须具有一定的超声检查基础及相应的胰腺外科手术相关的知识储备，同时还需要具有相当数量的胰腺术中超声造影操作经验（30~50例），对于腹腔镜手术或机器人手术则操作要求更高。

胰腺IOCEUS所使用的检查仪器需要具备体积小、方便携带的特征，且操作简单，同时具有质量良好的图像，并可被消毒以达到手术过程中的无菌要求。术中超声检查最常见的探头类型可分为Ⅰ、J、T型，可选用线阵或扇形凸阵探头，探头频率较高（一般为7~10 MHz）。

IOCEUS检查前要求尽量暴露胰腺组织，将超声探头紧贴胰腺表面进行全面系统地扫查整个胰腺，对病灶进行观察及定位，并观察病灶与周围胰腺组织及周围其他相关结构的位置关系，推荐从胰头至胰尾的顺序进行扫查，必要时可将胰腺翻过来从其背侧进行扫查，对于胰尾部的扫查可深入脾门部分进行，或可将探头向脾门部分倾斜进行扫查，以便于全面显示。对于肿瘤病灶需要在注射超声造影剂后在最佳切面连续观察至少2 min，主要观察病灶开始增强时间、增强方式、增强强度及消退方式，2 min后可再次扫查胰腺其他部位及肝脏，旨在发现潜在的转移病灶。对于部分慢性胰腺炎患者的胰腺表面不平整，探头与胰腺实质接触效果不好，可在器官表面放置水囊，以改善显示效果。

二、术中超声造影在胰腺外科开腹手术中的应用

开放手术目前仍是胰腺肿瘤最普遍的手术治疗方式，IOCEUS在胰腺良恶性肿瘤的手术治疗中均有广泛应用，可多角度为胰腺肿瘤手术的可行性提供指导。胰腺肿瘤缺乏特异性临床表现，术前的明确诊断仍具有挑战性，胰腺IOCEUS可在术中进一步鉴别胰腺良恶性肿瘤。病灶在超声造影影像中的特点由病灶内部血流灌注分布及形态特征决定，不同病理类型的肿瘤可有特异性的增强方式。根据欧洲超声医学与生物学联合会（European Federation of Societies for Ultrasound in Medicine and Biology，EFSUMB）最新的超声造影指南，实质性肿块的持续低增强或不均匀增强、囊性肿块的囊壁或壁结节的不均匀增强都是胰腺恶性肿瘤的超声造影表现[5]。Natascha等[6]通过分析经病理证实的胰腺肿瘤病灶的IOCEUS图像特点，发现EFSUMB最新标准鉴别胰腺良恶性肿瘤的灵敏度可高达100%，特异性仅为40%，准确性为83.3%，阳性预测值为81.3%，阴性预测值为100%。

胰腺导管腺癌（pancreatic ductal adenocarcinoma，PDAC）是发病率最高的胰腺恶性肿瘤，开腹手术仍然是目前PDAC手术切除的主流治疗方式。恶性肿瘤手术切除范围要求切缘距肿瘤边缘2 cm以上，IOCEUS可以观察肿瘤形态及边缘，辅助确定手术的切除范围。IOCEUS所采用的探头多为高频探头，具有较高的空间及组织分辨率，还可显示恶性病灶对周围组织的浸润程度与范围，帮助术中实现R0切除。由于胰腺位于腹膜后且毗邻众多大血管，80%的PDAC病灶因侵犯胰腺周围大血管形成局部进展期胰腺癌而失去手术机会[7]。恶性肿瘤对周围血管的侵犯使得患者失去手术机会或部分患者调整手术方案，但是由于胰腺周围结构复杂，术前准确评估病灶对周围结构的侵犯仍具有一定难度。超声造影剂为纯血池微泡，由于造影剂微泡在血管内持续保持相对较高浓度，在超声造影影像上血管表现为持续的高增强，术中超声造影对监测病灶对周围主要血管的侵犯具有独特的优势，准确率可高达89%，明显高于术前影像学检查[8]。因为肝脏是胰腺癌最常发生转移的器官，所以胰腺癌出现肝转移也是影响手术治疗的因素之一。在胰腺IOCEUS检查的延迟期对肝脏进行扫查，有助于发现是否存在肝内转移性病

灶。IOCEUS 后可再次评估手术对于肿瘤病灶的可切除性，避免患者经受没必要的手术损伤[5]。PDAC 最常发生于胰头钩突部，可引起胆总管及胰管的梗阻，对于因 PDAC 导致梗阻性黄疸的患者，需要在手术治疗前解除梗阻因素，待患者身体条件恢复至能耐受手术后再进行胰腺癌根治性手术。

胰瘘是胰腺术后最常见及可致命的并发症，手术时间、术中出血量、主胰管扩张与否及胰腺质地的软硬是预测胰腺手术患者术后是否可能出现胰瘘的危险因素[9]。胰腺术中超声造影可以实时、清晰显示胰腺组织及胰管结构，帮助胰腺切除术后组织缝合，降低手术时间、减少对周围组织的破坏，降低术后胰瘘的发生。胰腺术中超声造影可以让胰腺肿瘤手术术中诊断更加准确，手术方式制订及调整更加合理，手术操作过程更为精细、高效及安全。

三、术中超声造影在胰腺外科腹腔镜手术中的应用

从1994年腹腔镜首次被用于胰十二指肠切除术开始，经过有关学者及外科医生的不断探索，在腹腔镜下行胰腺肿瘤的切除手术目前已趋于成熟。除胰腺恶性肿瘤的腹腔镜手术尚存在部分争议外，腹腔镜下可切除的胰腺肿瘤类型及治疗效果基本与开放性手术无异，在保留胰腺功能方面，腹腔镜手术效果甚至更优于开放性手术。目前腹腔镜胰腺肿瘤切除术仅能在部分大型医疗机构开展，而选择腹腔镜的患者仅为5%[10]。由于胰腺自身组织结构及胰腺手术方式的复杂性，胰腺肿瘤的腹腔镜手术对于手术操作者的要求较高，腹腔镜手术在术中转为开腹手术的概率仍高达27%。

与胰十二指肠切除术相比，胰体尾部的切除术（远端胰腺切除术）手术过程相对简单，腹腔镜的应用也相对广泛。在胰腺远端切除手术中，肿瘤与脾血管的关系对胰体尾部手术方式的选择具有决定性作用。当肿瘤侵犯脾脏血管时，外科医生常选择采取胰体尾部联合脾脏切除术；而当肿瘤尚未侵犯脾血管时，患者可以选择保留脾脏，而其中保留脾动静脉的手术相对复杂，且术后仍具有较低的脾梗死发生概率。由于脾脏在人体的免疫功能中发挥着重要作用，且对胰体尾部切除术后患者的愈合发挥着重要作用，因此，保留脾脏的胰体尾部切除术的患者术后发生感染及胰瘘的比例显著低于不保留脾脏的患者[11]。

在过去很长一段时间内，对于此类患者采取胰体尾部联合脾脏切除手术的比例相对较高。但是随着大家对脾脏功能的认知提高，在胰体尾部良性肿瘤及低度恶性肿瘤的手术中，保留脾脏的胰体尾部切除手术比例逐渐提高。通过采取超声造影对病灶进行准确定位、显示病灶与脾血管及周围组织的关系，有助于指导外科医生进行更精准的胰体尾部切除手术。IOCEUS 在显示胰腺病灶大小、位置、术中诊断方面与术前影像学检查（增强CT）相比未见明显差异，但其在显示病灶对脾脏血管的侵犯监测方面准确率显著提高，能够帮助临床医生术中调整手术方案[12]。与开腹手术逆行切除顺序不同，在腹腔镜胰体尾部切除术中，术者常选择顺行性切除的手术方式，即先分离血管真空区的胰颈部组织，向胰体尾部方向分离胰腺组织，如此可清晰显示脾血管全貌，避免手术操作误伤，此项操作对保留脾脏的胰体尾部切除术意义较大。但是保

留脾脏所做的顺行性切除对于肿瘤已侵犯脾脏血管且决定不保留脾脏的患者来说是徒劳的，甚至增加手术时间及对周围组织的损伤，对于此类患者如果能在腹腔镜手术过程中增加IOCEUS检查，外科医生可及时评估肿瘤与脾蒂的关系，则可避免不必要的保留脾脏的手术操作[13]。

保留脾脏的胰体尾切除术可大致分为两种方式，一种方式是全程保留脾动静脉的保留脾脏手术，另一种方式是牺牲脾动静脉，依靠胃短和胃后血管保障脾脏血供及回流的手术方式，前者术后发生脾脏并发症的概率显著低于后者。术式的选择取决于术中能否完整并顺利分离脾动静脉。由于脾静脉壁薄、易碎、难处理，肿瘤生长常侵犯脾静脉，所以脾静脉的成功分离是保留脾脏血管的关键。有学者将胰腺肿瘤与脾静脉的关系分为以下4种类型：Ⅰ型，肿瘤侵犯或包裹脾静脉，管腔闭塞；Ⅱ型，肿瘤压迫脾静脉，管腔缩窄但未闭塞；Ⅲ型，肿瘤接触脾静脉，无管腔缩窄；Ⅳ型，肿瘤未接触脾静脉。IOCEUS能实时无创地连续观察肿瘤与脾静脉的位置关系，确定脾血管是否有栓子形成，有助于外科医生在手术过程中及时调整术式。

腹腔镜手术属于外科微创手术方式，其手术创伤小，手术应激少，术后并发症（胰瘘、出血等）相对较少。对于体积较小且高度怀疑良性的病灶，腹腔镜手术具有天然的优势。但是对于此类病灶，手术医生无法在术中确定具体位置，IOCEUS检查可以帮助实现小肿瘤的微创切除，实现此类患者的最优化手术方式，同时使获益最大化。

四、总结

胰腺IOCEUS检查可从多角度为胰腺外科手术的术前和术后提供有价值的信息，提高术中鉴别诊断能力及手术可行性的评估，帮助手术医生缩短手术时间，降低术后并发症，是胰腺外科医生手术中的得力助手。

（楼文晖　龚伟　董怡）

参考文献

[1] Karagozoglu K H, Mahraoui A, Bot J C J, et al. Intraoperative visualization and treatment of salivary gland dysfunction in sjogren's syndrome patients using contrast-enhanced ultrasound sialendoscopy (CEUSS)[J]. J Clin Med, 2023, 12(12):4152.

[2] Park Y J, Mok S K, Kim J Y, et al. Contrast enhanced duplex ultrasound for early postoperative follow-up after endovascular aneurysm repair: relation to patient's initial risk of complications[J]. Vascular, 2023, 31(4):637-643.

[3] Pine J K, Haugk B, Robinson S M, et al. Prospective assessment of resection margin status following pancreaticoduodenectomy for pancreatic ductal adenocarcinoma after standardisation of margin definitions[J]. Pancreatology, 2020, 20(3):537-544.

[4] Habib J R, Kinny-Koster B, van Oosten F, et al. Periadventitial dissection of the superior mesenteric artery for locally advanced pancreatic cancer: surgical planning with the "halo sign" and "string sign"[J]. Surgery, 2021, 169(5):1026-1031.

[5] Sidhu P S, Cantisani V, Dietrich C F, et al. The EFSUMB guidelines and recommendations for the clinical practice of contrast-enhanced ultrasound (CEUS) in non-hepatic applications: update 2017 (Long Version)[J]. Ultraschall Med, 2018, 39(2):e2-e44.

[6] Platz Batista da Silva N, Engesser M, Hackl C, et al. Intraoperative characterization of pancreatic tumors using contrast-enhanced ultrasound and shear wave elastography for optimization of surgical strategies[J]. J Ultrasound Med, 2021, 40(8):1613-1625.

[7] Siegel R L, Miller K D, Fuchs H E, et al. Cancer statistics, 2021[J]. CA Cancer J Clin, 2021, 71(1):7-33.

[8] Cwik G, Solecki M, Wallner G. Applications of intraoperative ultrasound in the treatment of complicated cases of acute and chronic pancreatitis and pancreatic cancer-own experience[J]. J Ultrason, 2015, 15(60):56-71.

[9] Zhang B, Yuan Q, Li S, et al. Risk factors of clinically relevant postoperative pancreatic fistula after pancreaticoduodenectomy: a systematic review and meta-analysis[J]. Medicine (Baltimore), 2022, 101(26):e29757.

[10] Ejaz A, Sachs T, He J, et al. A comparison of open and minimally invasive surgery for hepatic and pancreatic resections using the Nationwide Inpatient Sample[J]. Surgery, 2014, 156(3):538-547.

[11] Paiella S, De Pastena M, Korrel M, et al. Long term outcome after minimally invasive and open Warshaw and Kimura techniques for spleen-preserving distal pancreatectomy: international multicenter retrospective study[J]. Eur J Surg Oncol, 2019, 45(9):1668-1673.

[12] Michiels N, Doppenberg D, Groen J V, et al. Intraoperative ultrasound during surgical exploration in patients with pancreatic cancer and vascular involvement (ULTRAPANC): a prospective multicenter study[J]. Ann Surg Oncol, 2023, 30(6):3455-3463.

[13] Xu J, Ye N, Chen S, et al. Short-term outcomes of the tail-first approach in laparoscopic spleen-preserving distal pancreatectomy: a single center experience[J]. J Gastrointest Surg, 2022, 26(2):360-366.

第七章
超声造影在胰腺癌微创介入治疗中的应用

胰腺癌是恶性程度最高的肿瘤之一，患者预后差，手术可切除率低。目前胰腺癌唯一的根治方法是手术切除，但是超过80%的患者在首次确诊时已失去手术机会，主要原因是出现病灶的局部浸润、血管包绕或远处转移等情况。而对于能接受手术治疗的患者，术后复发率高达60%，5年生存率不足20%[1]。对于不可切除的胰腺癌患者，临床非手术治疗的目的包括缓解临床症状、缩小肿瘤体积、控制远处转移、提高生活质量及延长生存期。介入治疗是介于内外科治疗之间的新兴的治疗方式，并发症少且术后恢复快，已被广泛用于各种实体肿瘤的非手术治疗。介入治疗可分为血管内介入治疗及非血管内介入治疗，目前已有多种介入治疗方法被用于局部晚期胰腺癌的治疗并取得了相应的进展，包括经血管介入治疗、消融治疗、高强度聚焦超声治疗、不可逆电穿孔治疗等，可作为既往不可切除胰腺肿瘤的良好灭活治疗方案。结合超声造影的实时、无创、无辐射特点，开启了胰腺肿瘤从诊断、治疗，乃至术后并发症预测及随访的诊疗新篇章。本章节概述了现今介入超声技术在胰腺肿瘤辅助治疗中的进展与未来展望。

一、热消融治疗

1. 射频消融

射频消融治疗（radiofrequency ablation，RFA）起源于20世纪初期，最早被用于治疗体表小肿瘤，直到20世纪末，临床医生开展肝脏恶性肿瘤射频消融治疗，后逐渐被用于其他实体肿瘤的治疗中。RFA是临床应用最早、治疗肿瘤类型最多的热消融疗法之一。在影像学引导下将射频电极穿刺入肿瘤内，肿瘤组织在高频交变电流作用下产生热生物学反应，局部温度可快速升高至60℃以上，即可引起组织的凝固性坏死，80~90℃的温度对于胰腺肿瘤是能引起肿瘤组织坏死同时能保证周围结构不受破坏的安全温度[2]。RFA目前最常用于肝脏及甲状腺肿瘤等实体肿瘤，一般来说，治疗中的消融区域需明显超过肿瘤区域范围，但是由于胰腺组织的脆弱性及胰腺癌浸润性生长的特性，为了保证胰腺自身及相邻组织结构的安全，胰腺癌射频消融区域一般不能超过肿瘤范围，因此RFA主要与放化疗联合来达到控制肿瘤体积及缓解临床症状的目的，主要应用于因各种原因无法手术的患者。对于部分伴有广泛转移的晚期胰腺癌患者，RFA的治疗目的仅局限于减轻疼痛，此类患者在治疗后疼痛症状确实较治疗前缓解。术中RFA或内镜超声引导的RFA是胰腺癌治疗中最常用也是最安全的治疗路径。相较而言，经皮RFA对患者损伤最小，可在许多有手术或全身麻醉禁忌证的患者中应用，但由于胰腺癌特殊的解剖位置及较高的风险系数，仅应用于少数体积较大的胰腺癌，并且对操作者的经验要求较高，仅有少量文献报道[3,4]。目前已报道的研究中，RFA主要用于治疗胰腺癌、部分转移瘤及少量胰腺神经内分泌肿瘤，胰腺任何位置肿瘤病灶均可进行射频消融，治疗后并发症主要包括弥漫性腹痛、自限性胰腺炎、血清淀粉酶或脂肪酶指标异常或胰周少量积液，未见相关死亡或需进一步手术处理并发症的报道。位于胰体尾部的肿瘤由于周围结构相对简单，术中出现胆道及肠道相关严重并发症的风险显著低于胰腺其他部位的病灶。Mirko D'Onofrio等学者开展局部晚期胰腺癌患者经皮射频消融治疗的研究，发现介入超声经验丰富且对胰腺周围结构十分熟悉的医生能顺利进行经皮RFA，且患者平均住院时间更短，未见重大并发症，术后1个月时随访发现患者临床症状基本稳定或缓解，术后平均生存期可长达310天，但肿瘤标志物血清CA19-9的水平与RFA未见明显相关性[3]。虽然有研究报道晚期胰腺癌经皮RFA的可行性及安全性，但由于胰腺解剖结构的复杂性及影像学对于病灶显示的局限性，其应用仍受到较大限制。

2. 微波消融

微波消融（microwave ablation，MWA）治疗最早于20世纪60年代开展，经过半个多世纪的发展，目前是一项成熟且安全的实体肿瘤局部消融方法，它通过位于肿瘤组织内的金属针或电极形成微波电磁场，引起靶区内的水分子、蛋白质等极性分子产生极高速振动及各种分子之间的碰撞、摩擦，局部组织温度在短时间内迅速上升至治疗温度，引起靶区内细胞产生凝固性坏死，达到肿瘤局部消融的目的。与其他热消融疗法相比，MWA热效率高、热沉效应低并且可在装有心脏起搏器的患者体内进行。与RFA相比，MWA操作时间更短、局部温度更高、治疗范围更大。虽然目前MWA已经在临床广泛使用，但由于胰腺癌周围解剖结构的复杂性，在胰腺癌患者中的应用仍较少，仅少量研究探讨MWA治疗局部晚期胰腺癌的安全性、有效性、可行性及并发症的发生情况，但关于MWA在患者生存率益处相关的研究尚未见报道。MWA作为姑息治疗或多模式治疗的一部分，在开腹手术过程中进行仍是目前的主流治疗方式，术中进行MWA能避开肠道及其他腹腔组织结构，显著降低并发症。在MWA术前及术中需仔细评估病灶周围解剖结构及病灶与周围大血管的关系，确定影像学引导的进针路线至关重要。Carrafiello G等学者利用术前超声及CT检查确定进针路线，对5例局部晚期胰腺癌患者中开展经皮微波消融治疗，所有患者均未见明显并发症且术后生活质量均有改善，明确了经皮微波消融在胰腺癌患者中的安全性和有效性[5]。MWA常用的频率是915 mHz与2 450 mHz，频率较低时，微波组织穿透深度更深，消融范围相对较大，高频微波组织穿透性稍差，但在小病灶消融时对周围组织损伤相对更小。有学者对20例晚期胰腺癌进行高频MWA治疗，患者术后经短期随访均无重大并发症发生，但高频MWA的具体临床优势仍尚待探索。

3. 高强度聚焦超声

高强度聚焦超声（high intensity focused ultrasound，HIFU）是一种非介入性的治疗方式，无需在人体内置入穿刺针，可以重复多次进行治疗。高强度超声波穿过皮肤及皮下组织在体内聚焦，其产生的热效应及空泡效应引起组织不可逆的细胞凋亡及凝固性坏死，HIFU还会造成肿瘤新生血管的损伤，引起血管扭曲变形，甚至血管内血栓形成，进一步遏制肿瘤的生长。而周边的大血管则由于血管壁对超声波的反射及血液流动对热量的耗散而避免受到损伤。HIFU治疗胰腺癌具有独特的优势且患者可耐受性高。中国学者于2000年首次将HIFU治疗应用于局部晚期胰腺癌患者，结果显示治疗后患者疼痛有明显的缓解，且在后期的影像学随访中发现肿瘤体积明显缩小，治疗区域病灶血供减少或消失。在此基础上，相关学者开展了大量相关研究，进一步明确了HIFU治疗在晚期胰腺癌患者中的可行性及安全性，一项纳入200多例胰腺癌患者的研究在HIFU治疗后均未发现严重并发症或相关性死亡报道[6]。而通过调节治疗参数，可以实行无创热切除或姑息性治疗的不同目的。局部晚期胰腺癌患者缺乏有效的治疗手段，HIFU治疗常被当作姑息治疗或辅助治疗来帮助患者缓解临床症状，或者与其他疗法联合控制肿瘤体积及延长患者生存期。但HIFU治疗在局部晚期胰腺癌患者治疗中的作用和地位还缺乏多中心随机对照研究数据，如何将HIFU与其他治疗手段进行合理有效的配合仍是值得深入研究的课题。

二、冷冻治疗

冷冻治疗是非热消融治疗的一种具体方法，它利用物理方法对病变组织进行降温冷冻，在影像学的监测下可控地破坏肿瘤细胞，达到治疗目的。人类使用冷冻疗法治疗疾病的历史最早可以追溯至4 000年前，直到18世纪人类制冷技术的发展及基于焦耳－汤姆逊效应的节流制冷技术的发现才促进了现代医学中真正的冷冻消融技术的出现。从20世纪70年代开始冷冻消融治疗先后经历了液氮冷冻消融治疗、影像学引导液氮冷冻消融治疗、氩氦低温冷冻消融治疗及新型多模态冷冻消融治疗四个阶段，最新的冷冻消融治疗是一种结合超低温冷冻和高强度复温的复合治疗模式，显著提高治疗效果的同时还能解决治疗不彻底、术后针道易出血及种植转移的问题，最常应用于肝癌和肺癌，在局部晚期胰腺癌中也有应用。

在冷冻消融过程中，冷冻针尖区域局部温度可达到-150℃的超低温，引起治疗区域的物理损伤及免疫损伤。超低温状态下组织液形成冰晶及细胞蛋白变性，复温后细胞裂解同时释放多种抗原物质，激活人体免疫系统清除坏死细胞。超低温还会引起微血管收缩及血管内血栓形成，组织发生缺血性梗死，进一步促进肿瘤细胞的坏死。冷冻消融治疗前利用影像学评估病灶与周围结构的关系，并根据肿瘤的形态及灌注特征确定冷冻治疗方案，包括进针路线、探针数量、治疗参数及超低温-复温循环次数。由于冷冻治疗中复温时会出现不可逆的组织裂解现象，为了确保安全性，在治疗过程中需要严格检测治疗"冰球"的位置及范围。冷冻"冰球"在超声图像上是一个圆形的边界清晰的低回声区，易于检测。影像学在冷冻消融治疗全程发挥着重要作用，确保冷冻消融治疗的安全性及有效性。

冷冻消融治疗主要联合其他放化疗等在局部晚期胰腺癌患者中开展，鲜有报道作为此类患者的单独治疗方法。冷冻消融治疗可以明显改善患者疼痛，提高生活质量，超过80%的患者术后影像学随访发现病灶明显缩小，活性灶消失，冷冻术后的平均生存期是5.4~26个月。胰腺癌最常见于胰头部，周围紧邻肝脏、胆道、胃肠道等重要结构及胰周重要大血管，较易导致严重并发症。目前胰腺肿瘤的冷冻消融治疗多局限于术中或超声内镜引导下的冷冻消融治疗，经皮冷冻消融治疗风险仍较高，需要根据肿瘤生长位置确定不同进针路线。对于胰头及胰体病灶首选经腹入路，胰尾病灶的入路受肿瘤大小及肿瘤与周围结构（胃肠道、脾脏及血管）关系的影响，在尽量避开周围结构影响的条件下选择经腹或经背入路。术中超声或内镜超声引导下的胰腺癌冷冻消融治疗应用范围最广，有研究者联合超声与CT检查实时监测引导，优化穿刺过程及冷冻效果，使冰球的肿瘤覆盖率达到最大化，提高消融效果及安全性。但迄今为止，仍缺少大样本量的相关临床研究，冷冻治疗的确切疗效及操作规范仍尚待相关研究者探索发掘。

三、不可逆电穿孔消融

不可逆电穿孔消融（irreversible electroporation，IRE）是一种新型局部非热消融治疗方法，它通过影像学引导，在肿瘤组织内部和周围插入两根或多根电极，形成高压、低能的极短脉冲电场，当电场导强度超过一定阈值时，可在细胞膜磷脂双分子层中形成不可逆的纳米级穿孔道，导致细胞膜永久性裂解或细胞稳态丧失，从而诱导细胞坏死。在IRE治疗过程中，治疗对周围结构基本不产生影响，周围血管对治疗不产生热沉效应，与其他热消融治疗方式相比，IRE治疗胰腺癌病灶具有较高的安全性和有效性，目前尚未见到有手术相关的死亡报道，但由于IRE治疗仪器费用昂贵，普及率较低。研究显示，与历史对照组相比，在常规化疗和放疗中加入IRE可显著延长局部晚期胰腺癌患者的生存期[7]。IRE治疗过程中需要尽量保证不同电极之间的相对平行关系，主要应用于开腹手术中，有少量病例报道了IRE背侧入路治疗胰腺癌的可行性和安全性。

边缘可切除胰腺癌（borderline resectable pancreatic cancer，BRPC）是一类介于可直接切除的胰腺癌与不可切除的胰腺癌之间的一类特殊病灶，主要指侵犯或包裹肠系膜上动静脉、肝脏门静脉、肝总动脉、腹腔干或其他相邻血管汇合处的胰腺癌。在胰腺癌切除手术中，镜下观察切除组织边缘是否有肿瘤组织是评估肿瘤是否可完全切除的金标准。既往BRPC患者主要被视为不可切除肿瘤而失去手术机会，但目前循证依据显示，侵犯肠系膜上静脉及门静脉汇合处的胰腺癌病灶具有剖腹探查甚至手术切除的价值，而侵犯其他血管的胰腺癌仍具有一定的手术切除的探索空间。但是对于BRPC患者，传统手术难以达到理想的切除效果，有学者开始探索介入治疗在此类患者开腹术前治疗中的价值，取得了令人鼓舞的结果。

有学者探索了在胰腺癌手术肿块切除前对病灶进行的IRE治疗，在理论上可加强手术切除的效果，提高边缘切除阴性率，与传统术前仅接受化疗组的患者相比，患者的术后生存率从27.9个月增加至34.2个月[8]。IRE辅助手术治疗局部晚期胰腺癌的长期效益已经被证实，但是如何即时评估IRE治疗疗效，目前尚缺乏有效方法。Liat Appelbaum等利用超声实时动态观察IRE在消融肝脏组织过程中消融区域的肝脏细胞镜下与超声图像之间的关系，发现在IRE过程中消融区域在超声图像上呈现动态的变化过程，在IRE射频治疗期间，治疗区域呈边界清晰的低回声，在结束IRE射频后8~15 min，该区域逐渐缩小并逐渐呈等回声，在IRE治疗后25~90 min，等回声的治疗区域周围会逐渐显现出环形的高回声，病理证实该区域为IRE治疗的最大区域，显微镜下显示该区域的肝血窦间隙增宽，其内可见广泛内出血，细胞普遍出现核固缩现象。但是在IRE治疗过程中，超声在IRE治疗后25~90 min才能完整显示治疗区域，具有一定的滞后性，目前仍缺乏一种能更快显示IRE治疗有效区域的方法。

四、经动脉介入治疗

经导管动脉化疗栓塞术（trans-arterial chemo-embolization，TACE）是指通过将导管选择性或超选择性插入到肿瘤供血靶动脉内，注入适量的栓塞剂，使靶动脉闭塞，引起肿瘤组织的缺血、坏死。TACE是我国CSCO胰腺癌治疗指南中推荐的针对胰腺癌肝转移灶的非手术治疗方式之一。

通常采用Seldinger方法，经皮穿刺股动脉或桡动脉插管至肿瘤供血动脉后行数字减影血管造影（digital subtraction angiography，DSA），栓塞前必须找全肿瘤供血动脉，必要时可采用超声造影联合影像导航技术发现隐匿性分支动脉。后续在影像引导下将各种栓塞剂经肿瘤供血动脉填入。根据栓塞剂的不同，可以分为常规TACE（conventional-TACE，cTACE）和药物洗脱微球TACE（drug-eluting beads-TACE，dTACE）。依据肿瘤区碘化油沉积是否浓密、瘤周是否已出现门静脉小分支显影为cTACE的终点。使用dTACE时，注意微球栓塞后再分布，尽可能充分栓塞远端肿瘤滋养动脉，同时注意保留肿瘤近端供血分支，减少微球反流对正常肝组织的损害。通常TACE中胰头癌的靶血管选择胃十二指肠动脉或肠系膜上动脉，胰体尾部癌选择腹腔动脉或脾动脉。为减少因肿瘤异质性导致的TACE疗效差异，目前提倡精细化TACE治疗方案，即依据患者的具体情况确立合理的TACE目标，并以此认真准备、精细实施，术后密切随访，做到全程管理。

由于胰腺癌瘤体表面包裹有致密纤维膜，化疗药物难以渗透，且胰腺癌多为乏血供，所以大部分胰腺癌原发部位的病灶采取经导管动脉灌注化疗（transcatheter arterial infusion chemotherapy，TAI），而发生肝转移或者在明确供血血管的情况下首选TACE，胰腺原发灶的栓塞通常选用肝总动脉、脾动脉和肠系膜上动脉供肿瘤分支进行，而肝转移灶的栓塞则按上文，根据肿瘤的大小、位置、血供选择栓塞材料和方式。在全身治疗控制良好的情况下，胰腺癌的肝、肺转移灶可以采用消融治疗，对于病灶最大径测量值<5 cm的胰腺单发原发性肿瘤可以采用不可逆电穿孔治疗。

胰腺癌TACE术后疗效评估是依据改良实体肿瘤疗效评价标准（mRECIST标准）进行的，超声造影可以实时动态观察肿瘤的血流灌注变化情况，对不同性质的肿瘤进行鉴别诊断。由于超声造影剂SonoVue微泡体积小于血细胞，因此能更充分地显示微细血流，早期精准地评价肿瘤组织内的血流灌注情况。文献报道CEUS可使最大径1.0 cm以下的肝肿瘤的检出率从54%提高至96%，其鉴别诊断能力优于螺旋CT[9]。TACE成功的关键是找全肿瘤供血动脉，术中必要时超声造影联合影像导航技术可以为隐匿性肿瘤的精准定位和TACE提供有效的技术手段。由于肝动脉血流速度高，超声造影剂微泡可以在动脉期内灌注至肝肿瘤的动脉及血窦，因此CEUS的动脉期过程可以模拟大部分甚至全部肝转移灶的栓塞过程，可以帮助术中引导栓塞过程。

TACE治疗肿瘤的效果主要依赖于对肿瘤血供的阻断，如果治疗后肿瘤内仍有血供存在，就意味着肿瘤残存或复发。CEUS具有实时动态观察、副作用小和不受介入术后碘油沉积的影响等优点，能敏感地检测出肿瘤内部残存的血流灌注信号，从而为下一步治疗提供证据，并且相对于传统增强CT检查安全性更高，可以在短期内重复使用，多次观察病灶的三期成像效果。

典型病例

病例

患者，女性，64岁，胰腺癌肝转移多次介入治疗后4个月。5个月前我院MRI提示：胰腺体尾部MT伴肝脏多发转移，脾静脉及胃底受累伴区域性门静脉高压，胰周、腹膜后及肝门淋巴结肿大，腹腔种植转移，左侧肾上腺转移可能，两下肺及右侧胸膜转移。4个月前行下腔静脉过滤器置入术及超声引导下肝肿瘤活检+微波消融术+TACE，穿刺活检病理证实：（肝脏穿刺组织）腺癌，分化Ⅱ～Ⅲ级，参考病史及免疫组化结果，考虑胰腺导管腺癌转移。3个月前及1个月前行肝肿瘤微波消融+TACE。

3个月前我院腹部CT示：胰腺体尾部MT伴肝脏多发MET治疗及下腔静脉滤器置入后，肝内多发存活灶，脾动静脉及胃底受累伴区域性门静脉高压，胰周、腹膜后及肝门淋巴结肿大，腹腔种植转移及积液，左侧肾上腺转移可能（图7-1a）。同期查血清学肿瘤标志物：CA19-9为3.7 U/mL，CA125为852.0 U/mL，CA153为75.2 U/mL。

1个月前行肝转移灶微波消融术+TACE，术中患者取仰卧位，行心电监护，局麻下超声引导，用18G微波消融针1根经剑突下穿刺肝左叶病灶，40 W功率下消融3 min，电凝状态下拔针。局麻下穿刺右股动脉，引入4F鞘，将4F导管分别插管至腹腔动脉造影示：肝内多发肿瘤血管，实质期染色（图7-1b），于肝固有动脉注入雷替曲塞4 mg，选用微导管超选择插管至肝肿瘤供血动脉，造影明确导管位置后，用洛铂10 mg+超液化碘油4 mL制成乳剂，注入3 mL，再以1/5瓶350~560 μm明胶海绵颗粒加强栓塞，再次造影显示病灶栓塞良好（图7-1c）。

2日前腹部CT示：胰腺体尾部MT伴肝多发MET治疗及下腔静脉滤器置入后，胰腺体尾部MT及肝内部分存活灶较上次检查缩小，脾动静脉及胃底受累伴区域性门静脉高压，胰周、腹膜后及肝门淋巴结肿大，腹腔种植转移，左侧肾上腺转移可能，腹水（图7-1d）。同期查血清学肿瘤标志物：CA19-9为3.0 U/mL，CA125为880.0 U/mL，CA153为76.0 U/mL。

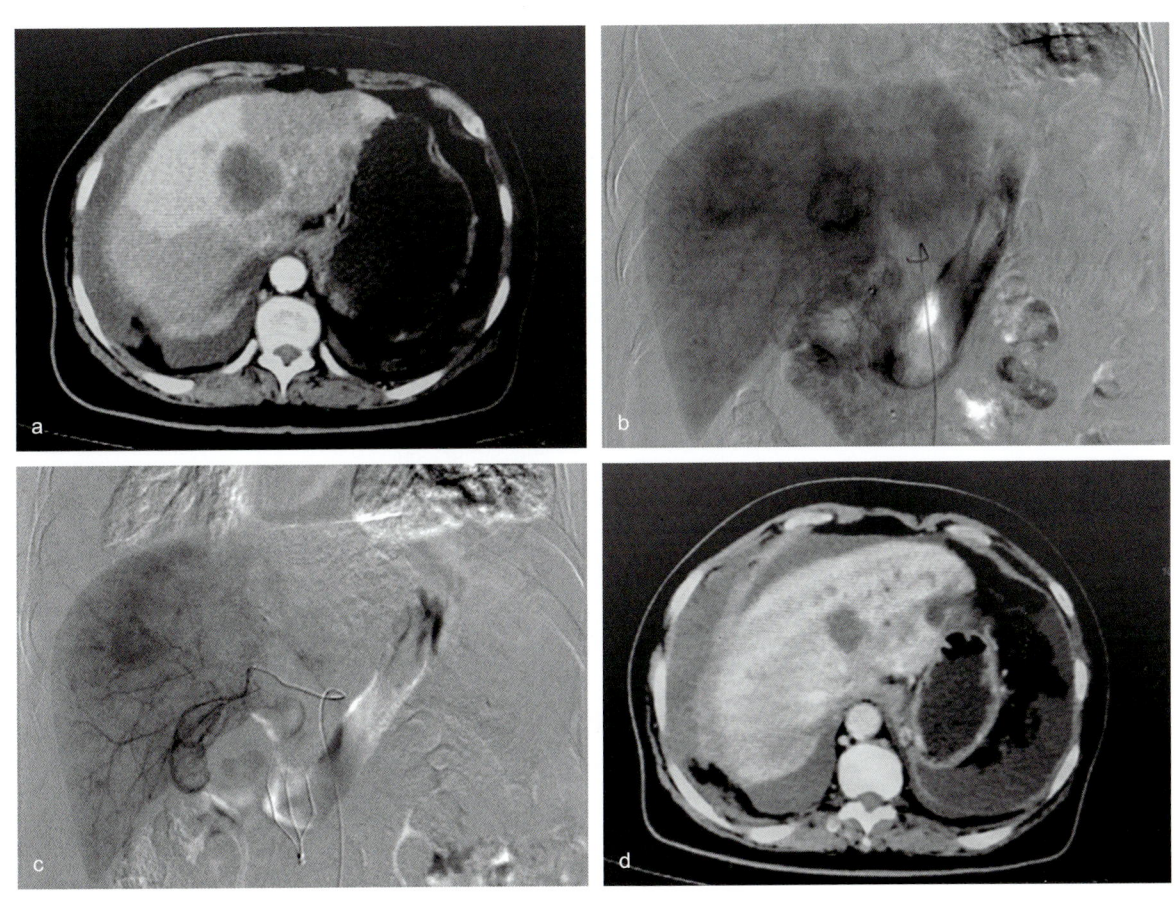

图7-1　CT表现

五、超声微泡治疗

超声微泡通常是由脂质、蛋白质或聚合物组成的壳膜包裹气体构成的微气泡，粒径在1~8 μm。随着超声分子影像学技术的进步以及生物医学工程应用的深入研究，超声微泡从最初的超声成像造影剂发展为可携带药物/基因的治疗剂。通过将超声与药物递送系统相结合，实现超声介导肿瘤治疗。静脉注射载药超声微泡后，在超声作用下，具有高压缩性的超声微泡能够在超声波的低压及高压区域膨胀收缩，非线性振荡产生超声信号可显著增强超声成像质量,动态监测微泡经血液循环聚集于肿瘤部位的情况。在使用安全水平内提高声学振幅,超声微泡快速膨胀后剧烈塌陷,破裂的超声微泡在靶点释放药物及核心气体,同时剧烈塌陷会引起局部温度、压力升高,伴随超声微泡惯性空化作用引起细胞膜短暂形成可逆小孔,增强药物在组织中分散。胰腺肿瘤致密的保护性肿瘤基质会限制系统递送化疗的有效性,而超声介导微泡给药能够显著减少化疗剂量,增强药物吸收,提高疗效。

K. A. Logan等将吉西他滨修饰在磷脂材料上(图7-2),合成共载吉西他滨和紫杉醇的微泡

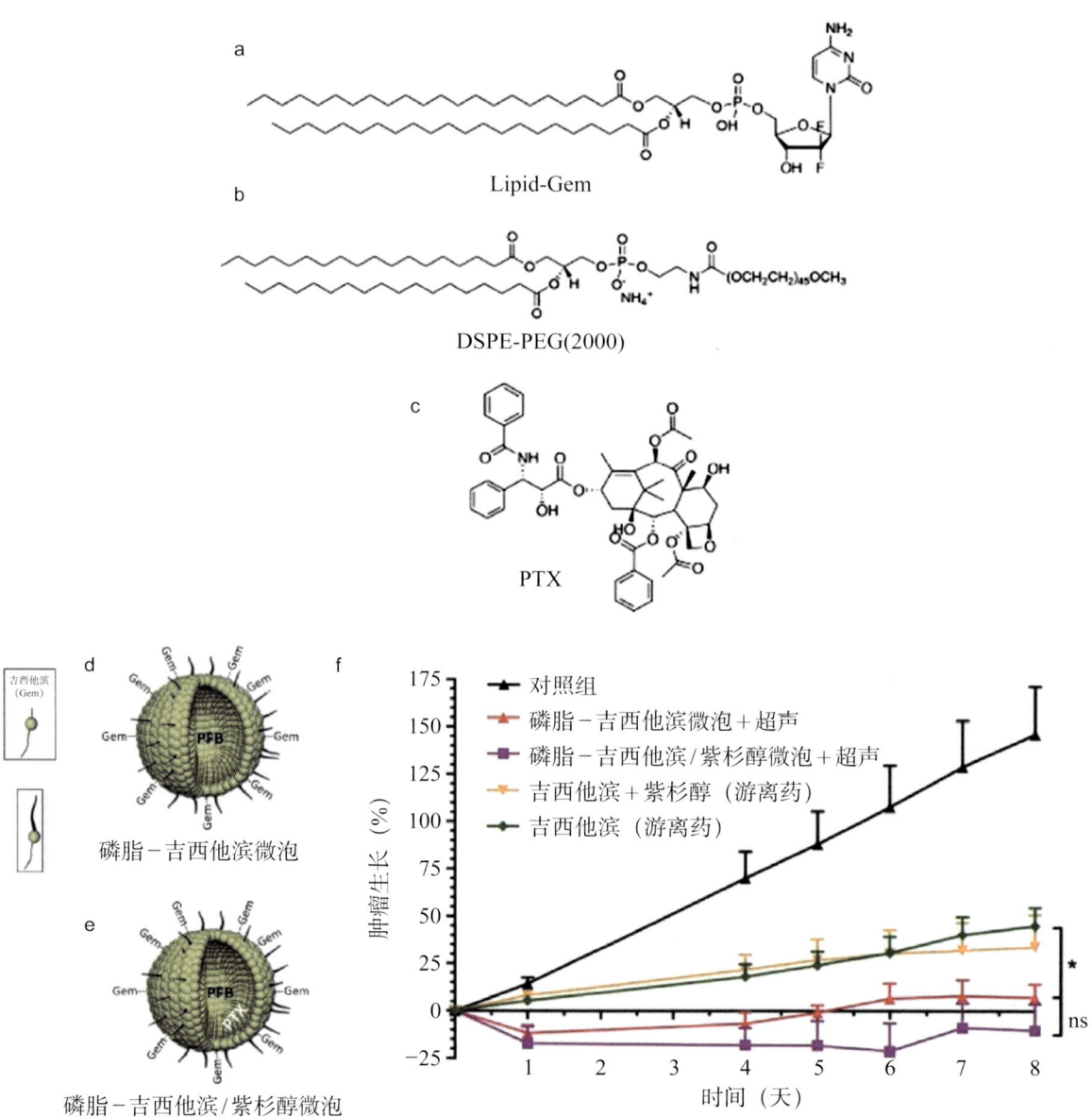

图7-2　超声介导微泡治疗胰腺癌的实验研究

a.磷脂-吉西他滨分子结构示意图;b. DSPE-PEG(2000)分子结构示意图;c. PTX的分子结构示意图;d.磷脂-吉西他滨微泡构建示意图;e.磷脂-吉西他滨包载PTX微泡示意图;f.各实验组处理后人原位胰腺癌细胞荷瘤小鼠的肿瘤生长变化[10]

制剂，在超声刺激下评估载药微泡在胰腺癌的三维PANC-1球体模型和BxPC-3小鼠皮下异位移植瘤模型中的治疗功效[10]。结果表明，在超声和载药微泡的共同作用下，球体中的细胞活力从（84±10）%降至（30±6）%。在BxPC-3小鼠胰腺肿瘤模型中，临床相关标准剂量的游离吉西他滨和紫杉醇组在初始治疗8天后的肿瘤体积增大（30±10）%，而同一治疗时段内，超声载药微泡组处理后的动物肿瘤体积比治疗前缩小了（10±10）%。更重要的是超声载药微泡组中吉西他滨（3.15 mg/kg）和紫杉醇（1.98 mg/kg）所用剂量分别是游离药的2.6%和13%。同时超声载药微泡组治疗后，动物体重没有显著降低，表明治疗具有良好的耐受性。现有研究结果已凸显出超声介导微泡给药用于胰腺癌治疗具有极大潜力，超声介导微泡靶向肿瘤治疗具有无创性、低免疫原性及低毒性，超声有助于提高药物递送至肿瘤的有效性，但最佳超声辐照参数的探索、超声微泡的稳定性及生物安全性评价、药物的递送效率提高等方面仍然存在亟待解决的问题。

六、总结

超声检查是胰腺癌首选的影像学检查方法之一。通过注射纯血池超声造影剂，可以实时显示肿瘤形态学特征及病灶内部灌注增强区和未增强的坏死区，对肿瘤的生长情况提供更全面的信息。术中超声直接在胰腺表面进行扫查，没有肠道气体的干扰，可以更真实直接地反映胰腺肿瘤病灶情况。超声造影可用于胰腺癌的术前诊断、指导介入治疗过程及术后疗效的评估。胰腺癌在超声造影上大多呈现持续的低增强，常侵犯或紧贴周围大血管，利用造影剂对病灶进行显影，可以清晰地显示病灶灌注特征，与其他胰腺良性病灶区别开来。胰腺癌不同的消融治疗方式基本都需要将治疗针穿刺入病灶后发挥作用，超声造影不但可以显示病灶位置，还可以显示病灶内部坏死区及病灶与周围血管的关系，指导进针路线及治疗过程中对治疗区域做及时调整。虽然治疗原理不同，但RFA、MWA、IRE、HIFU及冷冻治疗均会不同程度导致治疗区域微循环灌注的破坏，通过超声造影可以实时监测病灶血流供应的变化，及时监测治疗效果，较常规超声及其他非增强影像学检查更为敏感。超声造影是一个连续动态的过程，可以利用定量分析软件对感兴趣区进行定量分析，定量评估病灶的灌注情况，为介入治疗及疗效评估提供更多可供比较的定量信息。超声在胰腺癌介入治疗仍存在视野受限制等问题，尤其对于经皮微创介入治疗方式，如何提高针尖的显示率对胰腺癌患者经皮微创介入治疗具有重要意义。

（刘凌晓　段友容　王琪）

参考文献

[1] Wood L D, Canto M I, Jaffee E M, et al. Pancreatic cancer: pathogenesis, screening, diagnosis, and treatment[J]. Gastroenterology, 2022, 163(2):386-402 e1.

[2] Habibi M, Berger R D, Calkins H. Radiofrequency ablation: technological trends, challenges, and opportunities[J]. Europace, 2021, 23(4):511-519.

[3] D'Onofrio M, Beleu A, Sarno A, et al. US-guided percutaneous radiofrequency ablation of locally advanced pancreatic adenocarcinoma: a 5-year high-volume center experience[J]. Ultraschall Med, 2022, 43(4):380-386.

[4] Jiang J, Lou Q, Yang J, et al. Feasibility and safety of EUS-guided radiofrequency ablation in treatment of locally advanced, unresectable pancreatic cancer[J]. Endosc Ultrasound, 2021, 10(5):398-399.

[5] Carrafiello G, Ierardi A M, Fontana F, et al. Microwave ablation of pancreatic head cancer: safety and efficacy[J]. J Vasc Interv Radiol, 2013, 24(10):1513-1520.

[6] Marinova M, Feradova H, Gonzalez-Carmona M A, et al. Improving quality of life in pancreatic cancer patients following high-intensity focused ultrasound (HIFU) in two European centers[J]. Eur Radiol, 2021, 31(8):5818-5829.

[7] Holland M M, Bhutiani N, Kruse E J, et al. A prospective, multi-institution assessment of irreversible electroporation for treatment of locally advanced pancreatic adenocarcinoma: initial outcomes from the AHPBA pancreatic registry[J]. HPB (Oxford), 2019, 21(8):1024-1031.

[8] Martin R C G, 2nd, Schoen E C, Philips P, et al. Impact of margin accentuation with intraoperative irreversible electroporation on local recurrence in resected pancreatic cancer[J]. Surgery, 2023, 173(3):581-589.

[9] 程笑. 超声造影（CEUS）评估原发性肝癌TACE术疗效的临床研究[J]. 南方医科大学学报，2018.

[10] Logan K A, Nesbitt H, Callan B, et al. Synthesis of a gemcitabine-modified phospholipid and its subsequent incorporation into a single microbubble formulation loaded with paclitaxel for the treatment of pancreatic cancer using ultrasound-targeted microbubble destruction[J]. European Journal of Pharmaceutics and Biopharmaceutics, 2021, 165:374-382.